Modified Socratic Method による教育セミナー（第2編）

―人を対象とする生命科学・医学研究に必要な倫理規定、
医師と患者の医療倫理学を勉強しましょう―

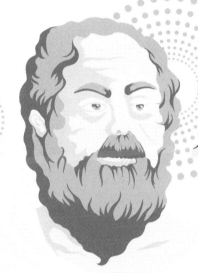

ヘルシンキ宣言？

ナラティブ？

インフォームド・コンセント？

臨床研究での
倫理審査に必要な資格？

利益相反？

JN033156

創案・企画者、教育セミナー指導者、編集者
高田　忠敬

コーディネーター	吉田　雅博
モデレーター	伊佐地秀司　佐野　圭二

目　　次

謝　辞

　高田は 1947 年清水市立入江小学校（現：静岡市立清水入江小学校）に入学。5 年生時に赴任された鈴木勉先生の授業方式（次ページに記載）に驚いた。後年、アクティブ・ラーニングと判断し、クリティカル・シンキングを交えた勉強法を工夫し、教育セミナー（Modified Socratic Method による教育セミナー）で披露した。子供時代に素晴らしい勉強法を教えていただいた鈴木勉先生に感謝している。

　東海大学第一中学（現：東海大学附属静岡翔洋高等学校・中学校）2 年時、松前重義総長が来られクラーク先生の Boys be ambitious like this old man を述べられた。生徒の質問：総長は、今も be ambitious ですか？　に、"世界と意見交換ができれば戦争も防げた。自分の研究でのケーブルで交流をしたい"と答えられた。"Be ambitious like this old man"は、高田の心底に根付き松前重義総長に感謝している。

　高校 3 年夏休みに同級生から電話"がんを治す"の講演があるので来いと言われ参加した。講演最後"医療は患者のためにある"に魅了されて中山恒明教授がおられる千葉大学医学部に入学。その後、教授は東京女子医大に消化器病センターを創立し私もインターン後に入局。"始めたらやめない"を教わり、"point、point で大事に"していただいた中山恒明教授に感謝している。

　創立 10 年の帝京大学医学部に移籍となった。冲永荘一総長（学主）の"ひたすらの道"は、大変な impact で今でも大事にしている。学主からは、私の成長にと幾つかの役をいただき、広く活躍ができるように支えていただいた冲永荘一学主に感謝している。

　"人を対象とする生命科学・医学研究に必要な倫理規定、医師と患者の医療倫理"について、1968 年に教えていただいた交換留学学生の Peter Seez 様に感謝している。（Peter Seez 様の教えは、page3 に記載）

　本企画は、"医学研究倫理規定や医療の現場での倫理指針"で、資料の省令、指針、ガイダンスを間違えないように苦心した。整合性に注意し、若手・中堅医師、指導者達と共に始めてる「学び勉強会」の方々に校閲いただき、更に、永年の友；安藤久實先生、宮川秀一先生、堀口明彦先生に監修をお願いし、共に感謝している。モデレーターの伊佐地秀司先生、佐野圭二先生、講師の阿部雄太先生、本間祐樹先生、八木真太郎先生、水野修吾先生、向井俊太郎先生、質疑応答に協力いただいた医師達に感謝している。転載届けを指導し、ご自分でも行っていただいた伊佐地秀司先生、"医療におけるコンプライアンス"を執筆した佐野圭二先生、八木真太郎先生に感謝している。長年、共に勉

強してきた吉田雅博先生には、コーディネーターとして支えていただき、最終校を校閲していただき、ありがたく思う。

高田　忠敬

創案・企画、教育セミナー指導者、編集者

鈴木勉先生の教え（小学校5年、6年の担当教師）

　忠敬は、1947年学制改革で入江小学校に通うことになった。鈴木先生は、大戦後シベリア抑留から帰国し岡小学校に努めた。翌年、入江小学校に赴任し、私共の担当教官となった。鈴木先生の授業に驚いた。以前は生徒に教科書を読ませるか黒板にチョークの授業だった。鈴木先生は、机を四角に並ばせ、6〜8名のグループを作り生徒達に「これは何か」、「何をしたいか」を見つけなさいで始めた。

　「なぜ？、どうしてか？」がいつもの言葉でした。一つのテーマを決めて、グループの生徒達で、話し合うようにもっていった。

　ある日、男子チームと女子チームでのドッチボール試合を企画された。試合前に、先生は、女子チームを集めて何か説明していた。最初は、力が強い男子が優勢だったが、先生がタイムをとり、女子たちに何か説明し、再戦。男子達は、各人が思うがままに対応したが女子チームは、ボールを回しながら男子のスキを見てボールを当てて女子チームが勝った。私は、先生に「エコ贔屓」ではないですか？　と言いましたら、「大人になればわかるよ」との返事でした。後年、「チームが一体となって知識を共有する意義」が分かった。同窓の友達にも感謝している。

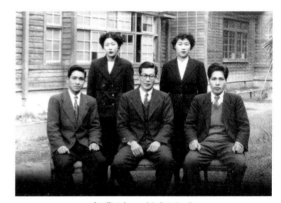

卒業時の教師たち
（前列中央：鈴木先生、道明三保子様提供）

1968年、ドイツからの留学生のPeter Seez様との出会いをきっかけに、インフォームド・コンセントやヘルシンキ宣言等の医療倫理を教わった。

　高田は1967年東京女子医科大学消化器病センター医療練士2期生として入局。1968年にドイツからの留学生Peter Seezさんが来られ、高田が担当となった。

　忘れられない場面：今でいう「臨床研究」で"、胃がん患者で、切除した標本から癌組織を摘除し患者の皮下に移植し免疫を得る"と説明された。高田に最初の対応を命じられた。当時は、医療練士は命令に逆らう事ができない時代でした。高田が切除標本から癌組織を摘除しているところに、Peterさんから質問された。「何をしているのですか？」。高田は、この企画を話しました。「インフォームド・コンセントをいただいているのですか？」と聞かれた。"え～"と思い、"それは何ですか？"と聞きました。「ヘルシンキ宣言を知ってますか？」とも聞かれた。

　私は、正直に、「知りません。教えてください」と聞きました。Peterさんから、丁寧な説明をうけた。更に、カルフォルニアでの裁判の件も教えてもらった。"これは大変"と判断し、この企画の危険性を伝えるために消化器病センター所長の中山恒明教授に、Peterさんの説明を伝えた。所長は、ヘルシンキ宣言の名前を知っていたので、Staff roomに行って、「この企画は中止だ！」、やってはいけない"と叫びました。

全てが終わりました。
私は、大きな問題にならず、ホットした。
此の件以後、医療倫理の勉強を始めた。

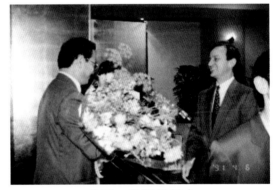

高田の教授就任会
Peterさんから花束をいただいた。

編集協力者一覧

1) 創案・企画、教育セミナー指導者
　　高田　忠敬（帝京大学医学部外科）

2) 編集者
　　高田　忠敬（帝京大学医学部外科）

3) 監修
　　安藤　久實（愛知県医療療育総合センター）
　　宮川　秀一（豊田地域医療センター）
　　堀口　明彦（藤田医科大学ばんたね病院消化器外科）

4) MSM 教育セミナー実践指導者
　　統括指導者　高田　忠敬（帝京大学医学部外科）
　　コーディネーター　吉田　雅博（国際医療福祉大学市川病院外科）
　　モデレーター　伊佐地秀司（松阪中央総合病院外科）
　　モデレーター　佐野　圭二（帝京大学医学部外科）

5) MSM 教育セミナー第 2 編　実践講師
　　阿部　雄太（慶應義塾大学医学部外科）
　　本間　祐樹（横浜市立大学医学部消化器・腫瘍外科）
　　八木真太郎（金沢大学医学部肝胆膵・移植外科）
　　水野　修吾（三重大学肝胆膵・移植外科）
　　向井俊太郎（東京医科大学消化器内科学分野）

6) 企画推進委員、会場質問・討論者
　　森　　泰寿（産業医科大学第 1 外科）
　　浅野　之夫（藤田医科大学ばんたね病院消化器外科）
　　樋口　亮太（東京女子医科大学消化器・一般外科）
　　三澤　健之（帝京大学医学部外科）
　　浅井　浩司（東邦大学医療センター大橋病院外科）
　　澁谷　　誠（帝京大学医学部外科）
　　堀　周太郎（慶應義塾大学医学部外科）
　　遠藤　　格（横浜市立大学医学部消化器・腫瘍外科）
　　大塚　将之（千葉大学大学院医学研究院臓器制御外科学）

7）編集推進協力者（校閲協力者）

竹山　宜典（近畿大学医学部名誉教授、大阪暁明館病院外科）

清水　京子（医療法人社団榊原厚生会　新宿三井ビルクリニック）

森　　泰寿（産業医科大学第1外科）

長町由紀子（帝京大学医学部内科）

加藤　宏之（藤田医科大学ばんたね病院消化器外科）

吉富　秀幸（獨協医科大学埼玉医療センター外科肝胆膵外科）

澁谷　　誠（帝京大学医学部外科）

江川　紀幸（佐賀県医療センター好生館肝胆膵外科）

平下禎二郎（大分大学医学部消化器・小児外科学）

吉田　枝里（弘前大学医学部附属病院消化器・乳腺・甲状腺外科）

田中マリ子（東京女子医科大学消化器内科）

吉留しずか（鹿児島県立大島病院外科）

中村　優圭（日本医科大学武蔵小杉病院消化器外科）

燊山　佳奈（帝京大学医学部附属病院肝胆膵外科）

登　千穂子（近畿大学医学部外科肝胆膵）

序文：Modified Socratic Method（MSM）による教育セミナーの編集から

　第一回 MSM による教育セミナーは、2020 年 10 月 8 日堀口明彦会長（藤田医科大学ばんたね病院院長・消化器外科教授）の下で、名古屋で開催された第 56 回日本腹部救急医学会の特別教育セミナーとして、ハイブリッド形式で行われた。

　第二回は 2022 年 3 月、吉田雅博会長（国際医療福祉大学市川病院外科教授）の下に、東京都新宿区西新宿で開催された第 58 回日本腹部救急医学会で特別教育セミナーとして行われた。

　この教育セミナーでは会場ならびに web 参加の皆さまに設問[注釈(1)]で聴衆分析[注釈(2)]を行い、講義の初めと終わりに「講義での要点の認知度調査」を同じ設問で行うのが特徴でもある。また、講義中に聴講生達から「質問」をうけ丁寧な質疑応答を行いながら講義を進める。質問は主として聴講生からだが、司会者や講師が聴講生に行うこともある。

　基本は、「誰も傷つけない、傷つかない」をモットーとしている。

　<u>設問例</u>：「インフォームド・コンセントをどうやって受けるか？」（八木稿参照 page 97〜115）での、講義初めの設問では「インフォームド・コンセントが未だにカタカナである理由」の設問に、「<u>知っている</u>」は 12.3％で、「知らない」が約 63.1％、「明確には説明できない」が 24.6％であった。講義の終了直前での同じ設問では、<u>約 98％の方に理解</u>いただいた。

　<u>質疑応答についての聴講生達からの感想例</u>：「自分もわからなかったのでいい勉強になりました」とか「質疑応答を聞いて理解が深まった」などの感想を幾人からいただいた。※これらは、他の項でも同じ傾向がみられた。

　第 2 編（著書）での工夫：今回のテーマでは、厚労省や文科省の指針やガイダンス、世界医師会や日本医師会からのお知らせが主なものなので、理解しやすいように文献、参考資料（＊）、注釈（多くは、URL 付き）を、その page に出来るだけ記載した。

　私どものキャッチ・フレーズは、「共に学び、共に育つ」です。

注釈(1)「設問」と「質問」の違いとは？
https://meaning-difference.com/?p＝8727
注釈(2) プレゼン達人が"聴衆分析"を重視するワケ.
https://president.jp/articles/-/24754

高田　忠敬
創案・企画、教育セミナー指導者、編集者

Modified Socratic Method (MSM) による教育セミナー（第 2 編）での工夫、第 2 編の作成原則とチェックの基本、勉強法の経緯

高田　忠敬（創案・企画、教育セミナー指導者、編集者）

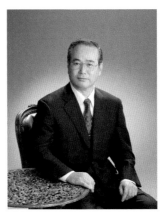

高田　忠敬先生

Ⅰ　第 1 編では、"不知の自覚[注釈(1)]と共通認識[注釈(2)]に至る道" を披露した[文献(1), (2)]。
　ケースは根拠を基にして作成されている "急性胆管炎・胆嚢炎診療ガイドライン"[文献(3)]を用いた。ここで "急性胆嚢炎に対する外科治療　—いかに安全確実に施行するか—" で、講義の要点を 「CVS[文献(4)]の認知度調査」 を行った。講義実施前の認知度：53.0％が実施後に 90.3％と向上し、この調査の意義を認識し、第 2 編からは全テーマで施行することにした。

文献(1)　Takada T, Isaji S, Yoshida M, et al：Modified Socratic Method（planned and executed byTakada for medical education：Grade Ⅱ Acute Cholecystitis of Tokyo Guidelines 2018 as an example case（J Hepatobiliary Pancreat Sci：505-520, 2022. 29 Doi：10.1002/jhbp.1076）

文献(2)　高田忠敬編：Modified Socratic Method による教育セミナー. 不知の自覚と共通認識に至る道. 医学図書出版，2022.

文献(3)　高田忠敬編：急性胆管炎・胆嚢炎診療ガイドライン 2018. 医学図書出版，2018.

文献(4)　Strasberg SM, Hertl M, Soper NJ：An analysis of the problem of biliary injury during laparoscopic cholecystectomy. J Am Coll Surg 180：101-125, 1995.

注釈(1)　「無知の知」と「不知の自覚」の違いとは？　意味や違いを分かりやすく解説.
https://chigai-hikaku.com/?p=63806

注釈(2)　共通認識.
https://kotobasta.com/102881/

高田は、医学研究や医療倫理について 1968 年にドイツからの留学生 Peter Seez 様に教わり（page 3）、実臨床や人を対象とする臨床研究や実臨床に用いてきた。6 年前に、機会があり医療従事者達に "インフォームド・コンセントを知っていますか？" と尋ねたら、「知っています、説明と同意」との不完全な答があった。「IC をとったか？」など不適正な言葉が用いられていることも知った。そこで、厚労省・文科省などの省令や指針、世界医師会、日本医師会のお知らせ資料を関係者達に送り、この MSM による教育セミナーのテーマで行おうと考えていた。

＊MSM セミナーの目標：MSM セミナーでは、エビデンスに基づいた最新の知識を理解・納得されるように努めている。企画者・司会者・講師達は、事前に目標テーマを理解しやすい道へと "共に学び"、実践では、序文にあるように各テーマの命題についての聴講生の認知度を調査し、講師はそれを認識し、分かりやすく講義を行う。聴講生から質問を受け講師との問答を繰り返す双方向形式を取り入れ、双方の考えや認識が一致した時に目標が達成される（共に育つ）。
質疑応答を聞いた他の聴講生達からも深い "共通認識[注釈(2)]" が得られる効果も見られている。
聴講生達には、予め "何がわからないのか"、何を知りたいのか" を自律学習[注釈(3)]してセミナーに臨み、"そうか"、"わかった" となり、臨床の現場に応用していただくことを期待している。
　吉田雅博は、第 2 編でのコーディネーター[注釈(4)]の経験から "本 Modified Socratic Method を用いた特別教育セミナーに期待するもの" を記載し[文献(5)]、MSM セミナーの特徴と共に、医師のみならず医療従事者たちに理解度を増していただくことを期待している。

＊原法ソクラテス法や学習や教授法でもちいられる用語、一般に行われている教授法について：第 1 編で編集に加わった佐野圭二らは、"原法ソクラテス法の説明によく用いられている言葉や、ソクラテス問答法[注釈(5)]、反対論証法や判的思考[注釈(6)]、弁証法[注釈(7)]など" の説明をした[文献(6)]。
　第 1 編 MSM セミナーの企画、司会に加わった伊佐地秀司は、一般的に行われている教授法で、講義法（Didactic Method）、促進法（Facilitative Method）の説明と共にソクラテス問答法の特徴やセミナーを成功させるための準備・要素を纏めて第 1 編に記載し[文献(7)]、第 2 編では、さらに工夫が加わり、"Modified Socratic Method を用いた特別教育セミナーで司会者（Moderator）として学んだこと" として記載している[文献(8)]。
　佐野圭二らは、"医療におけるコンプライアンス（服薬コンプライアンス、など）で、コンプライアンス効果を上げるために、アドヒアランスやコンコーダンスと進んだ取り組みや、コンプライアンス効果を上げる為に、医師、看護師、薬剤師の協力と患者とのコミュニケーションの重要性" を記している[文献(9)]。

文献(5) 吉田雅博：本 Modified Socratic Method を用いた特別教育セミナーに期待するもの．高田忠敬編，Modified Socratic Method による教育セミナー（第 2 編）．―人を対象とする生命科学・医学研究に必要な倫理規定，医師と患者の医療倫理学を勉強しましょう―．医学図書出版，2024．（page 30〜32）

文献(6) 佐野圭二，高田忠敬：やさしい解説：ソクラテス式問答法，反対論証法（method of elenchus），弁証法，産婆法，批判的思考（critical thinking），アクティブ・ラーニング，などの用語について．高田忠敬編，Modified Socratic Method による教育セミナー，―不知の自覚と共通認識に至る道―．医学図書出版，2022．（page 9〜12）

文献(7) 伊佐地秀司：ソクラテス法，講義型（didactic：lecturing），促進型（facilitative）での教育法，ソクラテス・セミナーの計画．高田忠敬編，Modified Socratic Method による教育セミナー，―不知の自覚と共通認識に至る道―．医学図書出版，2022．（page 7〜8）

文献(8) 伊佐地秀司：Modified Socratic Method を用いた特別教育セミナーの司会者（Moderator）として学んだこと．高田忠敬編．Modified Socratic Method による教育セミナー（第 2 編）．―人を対象とする生命科学・医学研究に必要な倫理規定，医師と患者の医療倫理学を勉強しましょう―．医学図書出版，2024．（page 33〜37）

文献(9) 佐野圭二，八木真太郎，高田忠敬：やさしい解説：医療におけるコンプライアンス（服薬コンプライアンス，など）．高田忠敬編，Modified Socratic Method による教育セミナー（第 2 編），―人を対象とする生命科学・医学研究に必要な倫理規定，医師と患者の医療倫理学を勉強しましょう―．医学図書出版，2024．（page 41〜45）

注釈(2) 共通認識．

https://kotobasta.com/102881/

注釈(3) 自立学習と自律学習の違いとは？」自立と自律の意味やそれぞれの 3 つのメリットをご紹介．

https://surala.jp/column/independence-autonomous-difference

注釈(4) コーディネーター：スムーズに進行する為に細かく調整する人．

https://meaning-difference.com/?p=6150

を開いて，「コーディネーター」と「オーガナイザー」の違いをクリックし開く．

注釈(5) ソクラテスの問答法とは？ 「教える」のではなく「気付かせる」教育法 | 歴史上の人物 com．

https://colorfl.net/socrates-mondoho/

注釈(6)「批判的思考」：フリー百科事典「ウイキペディア（Wikipedia）」2023 年 11 月 22 日（水）12：32

https://ja.wikipedia.org/wiki/%E6%89%B9%E5%88%A4%E7%9A%84%E6%80%9D%E8%80%83

注釈(7)「弁証法」：フリー百科事典「ウイキペディア（Wikipedia）」2023 年 5 月 20 日（土）23：09

https://ja.wikipedia.org/wiki/弁証法

Ⅱ．MSM 第 2 編での工夫：スマホで QR コードや URL を読み取る

　第 2 編での MSM 教育セミナーでは、聴衆分析や認知度調査に QR コードで行うようになり、さらに、設問も QR コードでなされた。著作では、内容を、その場で理解しやすいように、文献、参考資料（＊）、注釈に、できる限り URL も記載し、その page 内につけた。

　これについて、高田は、教育セミナーの著書でも、QR コードや URL をスマホで読み取れば、読者の検索や理解が簡略化して、理解度が高まるのではないかと考え、これまで Zoom 会議で御指導をいただいてきた医学図書出版社の高橋李帆様に、この第 2 編著書化に向けて、スマホで QR コード、ならびに、URL を読み取る方式を絵図入りで説明していただいた。

以下：

スマートフォン（Android と iPhone）での QR コードや URL を読み取る。

①スマートフォンで QR コードを読み取る方法（page 11〜16）

②スマートフォンで URL を読み取る方法（page 17〜25）

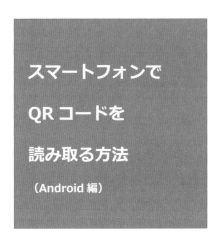

① 「カメラ」アプリを起動する

まずは QR コードを読み取るために
「カメラ」アプリを起動します。

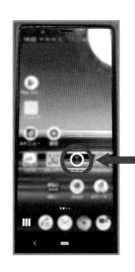

「カメラ」アプリを
タップして起動

②読み取りモードのアイコンをタップする

「カメラ」アプリを開いたら、検索を始めるために
読み取りモードのアイコン（画像左下）をタップします。

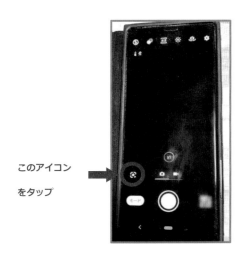

このアイコン
をタップ

③ 「検索」を選択して読み取りたい
QR コードを撮影する

この画面で、撮影した情報からあらゆるものを調べることが
できます。今回は OR コードを読み取りたいので「検索」を選択
してから、シャッターボタンで撮影します。

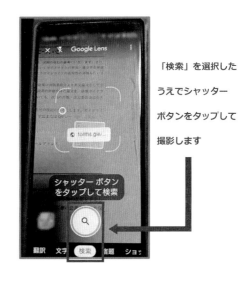

「検索」を選択した
うえでシャッター
ボタンをタップして
撮影します

④読み取りたい URL をタップし選択されていることを確認後、ウェブサイトをタップする

撮影することで、読み込まれた QR コードが認識されます。
まずは QR コードが読み取られているか確認してください。

「ウェブサイト」をタップして読み込まれた QR コードの
URL にアクセスしてください。

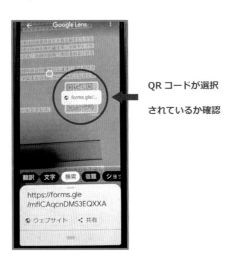

QR コードが選択

されているか確認

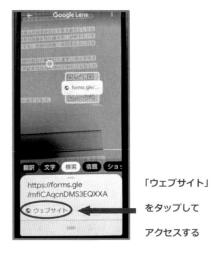

「ウェブサイト」

をタップして

アクセスする

まず QR コードを読み取る前に「環境設定」アプリから
カメラの設定を一度確認します。

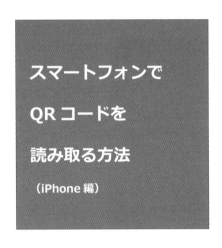

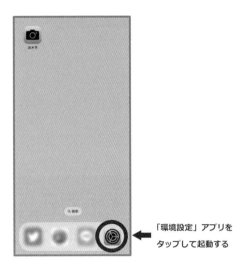

「環境設定」アプリを
タップして起動する

① 「環境設定」でカメラの設定を確認する

「環境設定」アプリでは、さまざまな設定を行うことができます。
今回はカメラの設定を確認したいため「カメラ」をタップして
設定画面に進みます。

「カメラ」アプリの設定画面に移りました。
ここで「QR コードをスキャン」の設定が ON になっている
ことを確認してください。

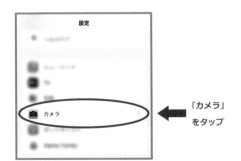

「カメラ」
をタップ

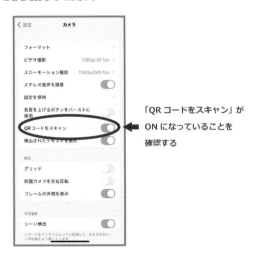

「QR コードをスキャン」が
ON になっていることを
確認する

13

②「カメラ」アプリを起動する

それでは本題である QR コードの読み取りを行っていきましょう。

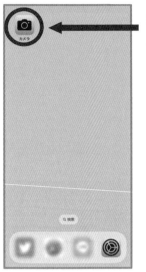

「カメラ」アプリを
タップして起動

③QR コードを読み取り、Web サイトを開く

「カメラ」アプリを起動しました。
早速 QR コードを読み取っていきましょう。

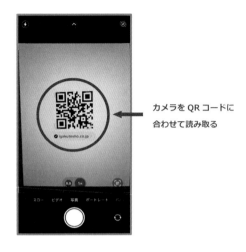

カメラを QR コードに
合わせて読み取る

③QR コードを読み取り、Web サイトを開く

QR コードを読み取るとカメラが QR コードを認識します。
それを確認したら、右下の QR コードマークをタップします。

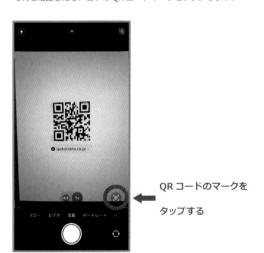

QR コードのマークを
タップする

QR コードのマークをタップするとメニューが表示されますので
「Safari で開く」をタップして Web サイトを開いてください。

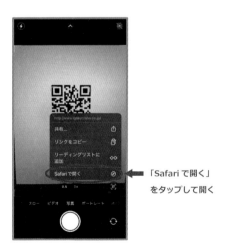

「Safari で開く」
をタップして開く

補足　①「環境設定」でコントロールセンターの設定画面を確認する

iPhone には QR コードを読み取るアプリである「QR コードスキャナー」が存在します。このアプリを「コントロールセンター」というツールに登録すると、とても便利です。こちらも解説していきましょう。

「環境設定」アプリでは、さまざまな設定を行うことができます。今回はコントロールセンターの設定を確認したいため「コントロールセンター」をタップして設定画面に進みます。

まずはじめに、コントロールセンターの設定画面を開くために「環境設定」アプリを開きます。

「環境設定」アプリをタップして起動する

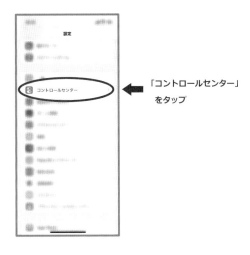

「コントロールセンター」をタップ

補足　②コントロールセンターの設定画面より「コードスキャナー」アプリを登録する

「コントロールセンター」の設定画面に移りました。
この画面から、コントロールセンターに追加するアプリを選択していきます。

コードスキャナーアプリを追加すると「含まれているコントロール」のリストに登録されます。また、既に追加されている場合、前ページでの操作は不要です。

今回は「コードスキャナー」を追加したいので、コードスキャナーアプリの追加ボタンである「＋」マークをタップします。

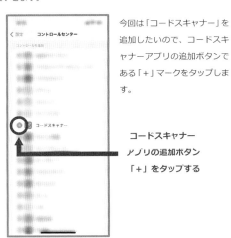

コードスキャナーアプリの追加ボタン「＋」をタップする

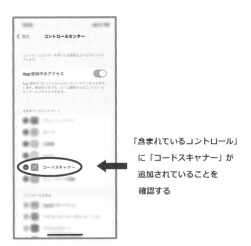

「含まれているコントロール」に「コードスキャナー」が追加されていることを確認する

「コントロールセンター」とは、いつでもすぐに必要なアプリへアクセスすることができる、便利なツールです。このツールを利用するには、画面の右上隅を下方向にスワイプします。

「コントロールセンター」ツールを起動しました。

ここでは、設定画面より追加したアプリなどが表示されています。ここから「コードスキャナー」アプリのアイコンをタップして起動します。

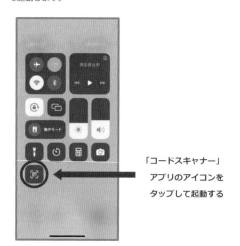

画面の右上隅を下方向に
スワイプすることで
「コントロールセンター」
ツールを利用することが
できる

「コードスキャナー」
アプリのアイコンを
タップして起動する

補足　③コントロールセンターより
「コードスキャナー」アプリを起動する

「コードスキャナー」アプリのアイコンをタップすることで起動することができます。このアプリは四角内に QR コードを読み込ませることで、自動的に QR コードのアドレスへアクセスされます。

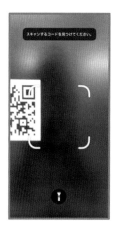

まず初めに URL を読み取るためのアプリである
「Google」を起動します。

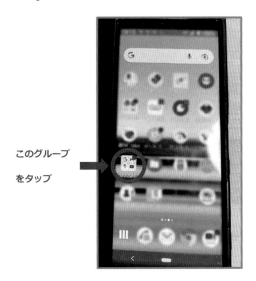

このグループ

をタップ

スマートフォンで

URL を読み取る方法

（Android 編）

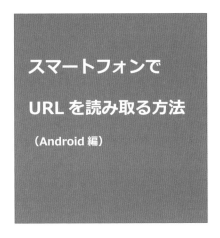

Google アプリには、カメラで URL を読み取る機能があります。
その画面に移動します。

「Google」

をタップ

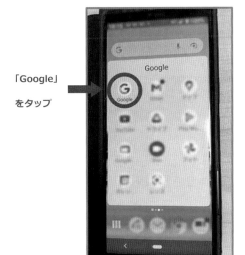

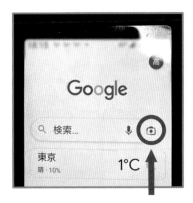

カメラマークのアイコンをタップして

カメラを起動

③ 「カメラで検索しましょう」をタップする　　④読み取りたい URL を撮影する

この画面で、撮影した情報からあらゆるものを調べることが
できます。今回は URL を調べたいので「文字」を選択してから、
シャッターボタンで撮影します。

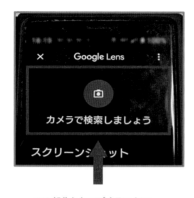

この部分をタップすることで
カメラでの読み取りが開始されます

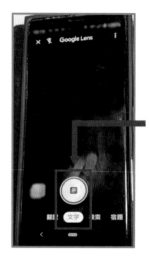

「文字」を選択した
うえでシャッター
ボタンをタップして
撮影します

④読み取りたい URL を撮影する

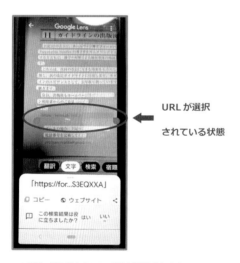

URL が選択
されている状態

この状態で読み込むと URL 部分が認識されます。
ここで、読み取りたい URL が**全て**選択されていることを
確認してください。

例えば Google アプリ側で URL を認識したものの
一部の文字列のみしか選択されないことがあります。
この場合は、手動で文字列の選択範囲を操作し
URL 全てが正しく選択されていることを確認します。

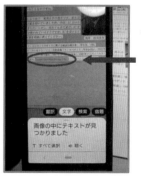

Google アプリで URL を認
識した「https://...イン
フォームド・コンセント」
までの全ての URL 文字列が
選択されていない

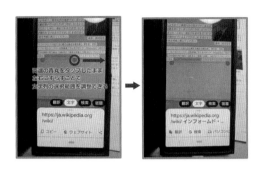

選択範囲を調整し「https://…インフォームド・コンセ

ント」までの全ての URL 文字列が選択することで

解決する

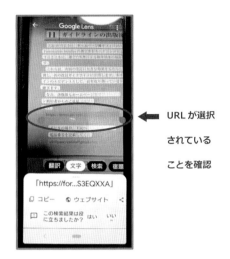

URL が選択

されている

ことを確認

⑤読み取りたい URL をタップし選択されている
　ことを確認後、ウェブサイトをタップする

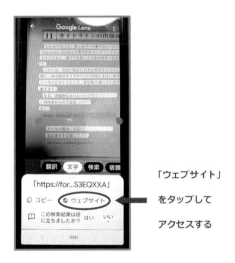

「ウェブサイト」

をタップして

アクセスする

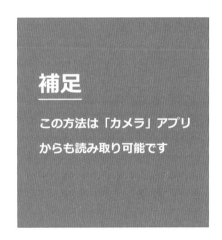

補足

この方法は「カメラ」アプリ

からも読み取り可能です

「カメラ」アプリを開いたら、検索を始めるために
読み取りモードのアイコン（画像左下）をタップします。

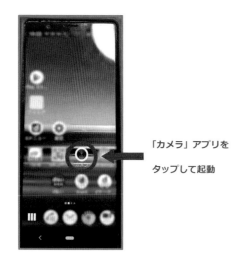

「カメラ」アプリを

タップして起動

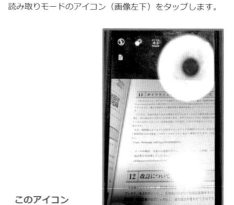

このアイコン

をタップ

ここから先の手順はこれまでと同じような流れになります。

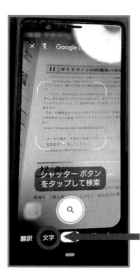

「文字」を選択

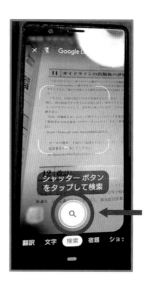

シャッターボタンを

タップして撮影

補足　③「文字」を選択して読み取りたい URL を撮影する

※諸注意※

この「カメラ」アプリにおいても、URL の読み取りに際して
全ての文字列が選択されないことがあります。その場合は手動
で選択範囲を調整します。

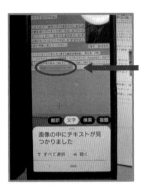

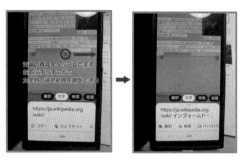

「カメラ」アプリで URL を
認識したが「https://...イ
ンフォームド・コンセン
ト」までの全ての URL 文字
列が選択されていない

選択範囲を調整し「https://...インフォームド・コンセ
ント」までの全ての URL 文字列が選択することで
解決する

補足　④読み取りたい URL をタップし選択されていることを確認後、ウェブサイトをタップする

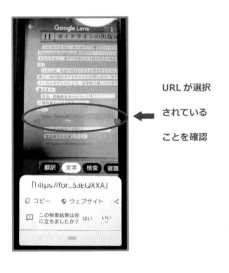

URL が選択
されている
ことを確認

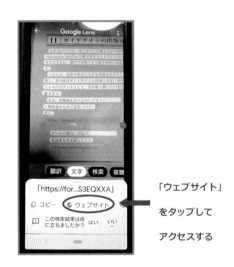

「ウェブサイト」
をタップして
アクセスする

まず URL を読み取るために必要なアプリである
「Google」を App Store よりダウンロードします。

スマートフォンで

URL を読み取る方法

（iPhone 編）

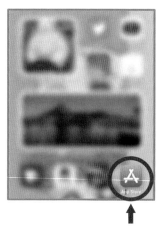

「App Store」をタップ

---

①App Store で「Google」をダウンロードする

App Store では、さまざまなアプリをダウンロードすることが
できます。今回は「Google」をダウンロードします。

「Google」を検索します

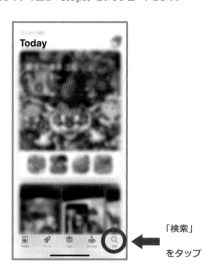

「検索」
をタップ

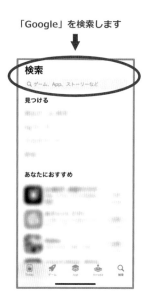

①App Store で「Google」をダウンロードする

①Google, google などを入力する

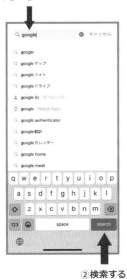

②検索する

検索画面が出てきますので Google のアプリを確認したら
「開く」でダウンロードしてください。

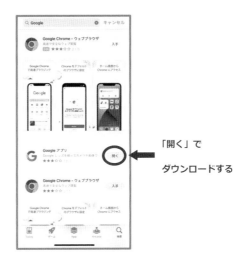

「開く」で

ダウンロードする

②「Google」アプリのカメラを起動する

ここから先は「Android 編」で解説した方法と同じような
流れで進めていきます。

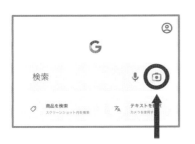

カメラアイコンをタップして

カメラを起動する

③Google から写真にアクセス許可を設定する

iPhone はアプリ内でカメラや位置情報などを扱う際、アクセス
許可の設定が必要になります。今回は Google 内でカメラ（写真）
のアクセスを許可します。※

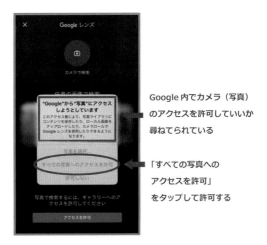

Google 内でカメラ（写真）
のアクセスを許可していいか
尋ねられている

「すべての写真への
アクセスを許可」
をタップして許可する

※諸注意

前ページの操作後「"Google"がカメラへのアクセスを求めています」という画面が表示されることがあります。

もし表示された場合は「OK」をタップし、次の工程に進んでください。

Google がカメラの使用許可を求めている

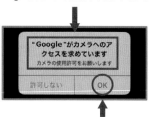

「OK」をタップしてアクセスを許可する

この画面で、撮影した情報からあらゆるものを調べることができます。今回は URL を調べたいので「テキスト」を選択してから、シャッターボタンで撮影します。

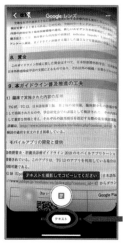

「テキスト」を選択

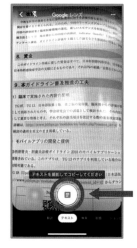

シャッターボタンを

タップして撮影

撮影を行うと文字情報が認識されます。

ここで、読み取りたい URL の文字列が**全て**選択されていることを確認してください。

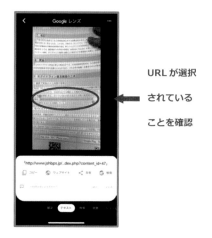

URL が選択

されている

ことを確認

例えば Google アプリ側で URL を認識したものの
一部の文字列のみしか選択されないことがあります。
この場合は、手動で文字列の選択範囲を操作し
URL 全てが正しく選択されていることを確認します。

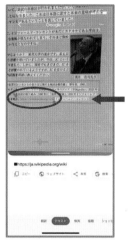

Google アプリで URL を認
識したが「https://…イン
フォームド・コンセント」
までの全ての URL 文字列が
選択されていない

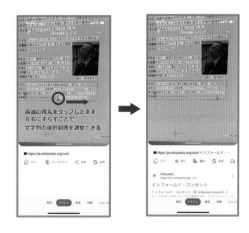

選択範囲を調整し「https://…インフォームド・コンセント」
までの全ての URL 文字列が選択することで解決する

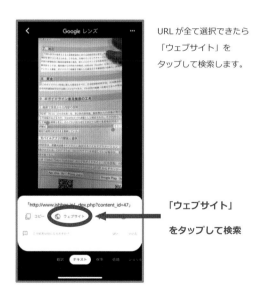

URL が全て選択できたら
「ウェブサイト」を
タップして検索します。

「ウェブサイト」

をタップして検索

25

Ⅲ．MSM 第 2 編での「作成原則」とチェックの基本・出版に目指すこと

(1) テーマが、医学研究規定、医療倫理なので、法律や指針を外れない、間違えない事を大事にしたい。それぞれのテーマおいて、最新の治験（資料）を勉強して対応すること。

(2) 世界医師会や日本医師会からのお知らせ（資料）から外れない。

(3) 内容が引用文献での内容から外れないように文中の記載との整合性を確認する。

(4) 転載届けの許可を得る。

(5) 医師や看護師、薬剤師や放射線技師、柔道整復師など医療に携わる人たちに理解しやすい形を目指す。

(6) 原則として、それぞれの page において、文献や参考資料（＊）、注釈をつける。URL の記載があるのは、それをも記載して、その場で理解しやすくする。

(7) URL を開いたり、文献、著書を読んで、文中での記載との整合性を確認する。

(8) この著書が重要な立場であることを認識して作成に望む。

さらに、本著の出版に向けて、間違えが無いように、さらに、理解されやすいように、組織内での確認を行うことを考え、編集推進協力者（校閲協力者）として組織化を行い、校閲[注釈(8)]、をお願いした。

さらに、厳しい監修[注釈(9)]行うために 3 名の内部監査役を設けた。

注釈(8) 校正. 校閲はなにか？　その違いや役割や重要性を解説.
https://www.tosho.co.jp/2250/
注釈(9) 「監修」：フリー百科辞典「ウイキペディア（Wikipedia）2023 年 2 月 26 日（金）05：57
https://www.tosho.co.jp/2250/

Ⅳ. MSM による勉強方式への経緯から「若手医師にチャンスを」

＊勉強方式は、謝辞に記載した静岡市立入江小学校時代の鈴木勉先生の教授から「**知りたい、なぜなの？**」が始まった。その後、高校時代に病気で理系の（受講）勉強が足りなかったので文系にとのんびりしていたら、高校３年の夏休みに親友望月鉱一君に呼ばれて東京で若き**中山恒明教授**^{注釈(10)}の講演を拝聴する機会ができた。

これが大きな転機で、この先生がおられる**千葉大学に行こう**と考えた。すぐ、長兄に相談したら、紀伊国屋書店を教えてくれたので、参考書や赤本、試験問題集などを買い集めて帰郷した。私は、清水から静岡高校に通う往復３時間がロスと思い静岡の親戚の家に下宿した。残り５ヵ月に必死に勉強をしたが分からないところが多々あった。この方面で優秀な同期生に教えをうけたり、それでも納得がいかないところは、担当の教師のお家に伺って教わったりした。

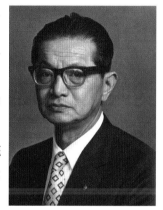

すぐ上の兄の応援もあり、無時、千葉大医進過程に入学し、習志野の学生寮（人生希望寮）ですごした。

私は、医学進学過程から、医学部に入学できた時に、大学病院の第二外科教室の中山恒明教授室に、そっと扉を開けて入ったら、「**誰だね、君は？**」と言われ自己紹介し胸が一杯になった。

医学部３年目に中山教授が千葉大学を辞任してからは、ほとんど、学生寮で "ぶらぶら" していた所、「中山教授が熱海胃腸病院で活躍しており、学生アルバイトを求めている」と聞き、その病院検査室で働くことになった。楽しみは、教授が海外から帰り「海外での経験」を話していただくことでした。

その後、中山教授から東京女子医科大学に消化器病センターを作り、消化器病の専門家を作るんだ。これを「**医療練士**」というんだ。"**タカタ君、来なさい**" とお声がかかりました。卒業後、インターンをしてから入局した。入局した時期、消化器病センターは建設中で、私共は、一般外科の一部を借りていた。

なお、私達はインターン制度反対で国家試験ボイコットをした学年だったので、入局日の翌日からは、関連病院に派遣され、９月の国家試験合格後、女子医大にもどり担当病棟が決められた。

V．医療練士の仕事

　1967年12月に新しい病院として消化器病センターが開設し、外の病院に出ていた1期生も帰局し、医療練士1、2期生の16名、外科 staff 20名程で、200ベッドの管理が行われた。

医師の人数が足りない中で、**医療練士**は、廊下鳶とも言われて、休む暇もほとんどなく仕事が多かった。朝は、6時から受け持ち患者の前回診、採血・血液検査、胸・腹部レントゲン検査を行い現像、点滴。そして、7時半頃から上司たちとの回診、その後、手術に入る。そして，術後管理などでした。

手術日以外は、内視鏡、レントゲン検査部門，病理検査部門に分かれて仕事をこなした。

＊医療練士が術者になれなかった時代に、「若手医師へのチャンス」をいただいた。

　私は、既に、医療練士3年になり、何とか術者になりたいが、4年目の1期生ですら術者になっていない状況であった。このままでは、術者になることもないうちに6年制の医療練士が終了となってしまうかもしれないと思ったりした。

　当時は、外科手術書もない時代で、上司たちからは、人の技術を"盗むんだよ"と言われていた。

手術を見学後、手術の絵図を描き、手術が終わった夕方に上司たちが医局でくつろいでいる時に、"ここは何という血管なんでしょうか？"などとの質問をしても、ほとんど相手にされなかった。

そのような中、榊原先生^{注釈(11)}には、丁寧に説明していただけた。さらに私が、質問をすると、詳しい説明が続いた。私は、帰宅してから手術の進行に合わせて、開腹から胃切除が終わり、閉腹までを絵図をノートに記載した。更に、ボッカスの解剖書を買い、血管などの名称を確認しました。説明書を「胃切除事始め」と名付け、内容を一つづつ榊原先生に確認していただき、説明をいただきました。私にとって、大変いい勉強になりました。

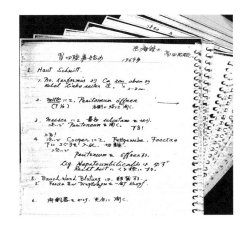
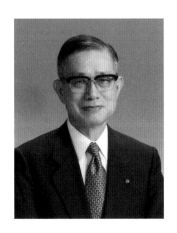

＊その後、私が当直をした日に吐血、腹痛の急性腹症の患者が緊急入院しました。
本人は、しっかりしていたので、レントゲン検査を行い十二指腸潰瘍出血（当時は、手術の適応）と判断した。夜間、胃グループ長の榊原先生に電話した。榊原先生は小金井から新宿の東京女子医大に来られた。

患者の診察に続き、緊急手術の説明をし、そこで、術者に担当の高田をと患者や家族に説明し、受け入れられた。榊原先生には、手術で前立ちでの指導をいただき、無事成功した。

翌日、"Staff たちが練士を術者にするとは何事か！"と大騒ぎになったが、騒動に気付いた**中山恒明教授の裁断で、今後、練士も術者になれるように system を作る**ようにとの言葉で、「若手医師にチャンス」が来た。以後、医療練士も術者になれる時代がきた。

画期的なチャンスをいただいた榊原先生に感謝しています。
これが、最近、私共が行っている「**若手医師にチャンスを**」との勉強会から、学会セミナーでの講師/司会に若手医師達が役割をもち、さらに、論文作成に進む原動力です。

注釈(10)：「中山恒明」：フリー百科事典「ウイキペディア（Wiikipedia）2024 年 1 月 12 日（金）17：02
https://ja.wikipedia.org/wiki/%E4%B8%AD%E5%B1%B1%E6%81%92%E6%98%8E
注釈(11)：「榊原　宣」：フリー百科事典「ウイキペディア（Wikipedia）2022 年 6 月 18 日（土）22：37
https://ja.wikipedia.org/wiki/%E6%A6%8A%E5%8E%9F%E5%AE%A3

本 Modified Socratic Method を用いた特別教育セミナーに期待するもの

吉田　雅博（第 58 回日本腹部救急医学会総会　会長、
　　　　　　一般社団法人日本腹部救急医学会　理事長）

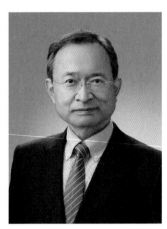

吉田　雅博先生

　Modified Socratic Method は、2020 年 10 月に開催された第 56 回日本腹部救急医学会総会で、高田忠敬教授が特別教育セミナーとして実演されました。医学教育として、世界で初めての記念すべき開催でした。

＜Modified Socratic Method とは＞

　原法のソクラテス法は、問答を繰り返し「**相手に無知・不知を認識させて共通認識に至る方式**」です。これまでも小人数での授業の一端として行われますが、大人数でのセミナーでは行われていません。そこで、高田教授は、active learning の新たな形での教育法ととらえ、アンサーパッドを用い Modified Socratic method として行いました。この方式は、「何を知っているのか？　何を知りたいか」を、テーマごとに明らかにしていくもので、参加した生徒に「**知ることの喜び**」を実感していただき、「**もっと知りたい**」という動機づけが起こることが重要です。この方式は、"自立的学習"ですので独学勉強にも用いられ、講師や司会者達も勉学に努め質問者とともに「共に学び」「共に育つ」機会を得ます。

＜第2編　Modified Socratic Method を用いた特別教育セミナー＞

　さて、今回のテーマは、「**人を対象とする生命科学・医学研究に必要な倫理規定、医師と患者の医療倫理学を勉強しましょう**」です。現在の医学研究においては、倫理的な対応が必ず求められます。今や医学研究者で「**ヘルシンキ宣言**」という言葉を聞いたことがない人はいないし、研究発表のための「**利益相反**」「**倫理審査**」という文言が使われても違和感がない時代になりました。また、臨床医療においては「インフォームド　コンセント（IC）」や「患者の抱える背景を慮り（おもんばかり）、協働して疾患に対応する」という事に誰もが重要性を認めているでしょう。

　しかし、その内容を十分理解し、説明もできて、実践可能な研究者・医療者はどれほどいるでしょうか？　今回のテーマは、どうしても避けて通りがちな内容です。だからこそ、Modified Socratic Method で「**わかりやすくを学ぶ**」ことで、「知っていると思っていたが、実は、良く知らなかった」「なるほど、そういうことか」と理解を深め、「もっと知りたい、学びたい」と、講師・司会者・参加者が共に学び、共に育つことを期待いたします。

　今や、社会は新たな知識や情報・技術の重要性が"**大変加速度的**"に進んでいます。世界医師会、文科省・厚労省での規定も、speedy に改訂され厳しくなっています。本学会は、"**若手育成**"をキャッチフレーズにしていますので、**医師として必須な事項を、一緒に勉強していただきたい**との願いです。

第58回　日本腹部救急医学会　特別教育セミナー

　アンサーパッドを用いた "Modified Socratic Method" による教育セミナー：
"人を対象とする生命科学・医学研究に必要な倫理規定、医師と患者の医療倫理学を勉強しましょう"

企画：高田　忠敬（帝京大学名誉教授、日本腹部救急医学会名誉創立者・名誉理事長）
　　　吉田　雅博（国際医療福祉大学医学部　消化器外科学教室市川病院外科、
　　　　　　　　　　一般社団法人日本腹部救急医学会理事長）
司会：伊佐地秀司（三重大学名誉教授、医学部附属病院長）
　　　佐野　圭二（帝京大学医学部外科学講座教授）

セミナーでの項目と講師
1）ヘルシンキ宣言から、現在に至る経過
　　　　　　　慶應義塾大学一般・消化器外科講師　阿部　雄太
2）ナラティブと共約
　　　　　　　横浜市立大学医学部消化器・腫瘍外科講師　本間　祐樹
3）インフォームド　コンセントをどうやって受けるか？
　　　　　　　金沢大学肝胆膵・移植外科学/小児外科学教授　八木真太郎
4）臨床研究での倫理審査に必要な資格：研究責任者（代表者）、研究協力者の資格
　　　　　　　三重大学肝胆膵・移植外科教授　水野　修吾
5）利益相反とは？　どのように行うか？
　　　　　　　東京医科大学　消化器内科学分野講師　向井俊太郎

Modified Socratic Method を用いた
特別教育セミナーの司会者（Moderator）として学んだこと

伊佐地秀司（三重大学名誉教授、松阪市民病院顧問）

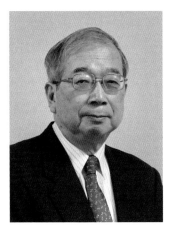

伊佐地秀司先生

　Socratic Method とは、対話を通じて**批判的思考（critical thinking）**を促す教育法ですが、多くの人が参加する学会では実践されたことはありませんでした。高田忠敬名誉教授は、長年に渡り Socratic Method による教育法をご自身で実施され、それを修正されて「Modified Socratic Method（MSM）」を考案されました。

　この MSM を採用した特別教育セミナー「アンサーパットを用いた『ソクラテス法』の学会での実践―不知の自覚と共通認識に至る道―」が、2020年10月の第56回日本腹部救急医学会総会において世界で初めて実施されました。MSM による教育セミナーとは、「まず、最初に Instructor（講師）が Audience（聴衆：Students）の認知度を把握した上で、わかりやすく講義を行い、聴衆から質問を受け、共通認識に至るまで質問と回答を繰り返す方法」です。

　この特別教育セミナーの内容は、英語のオリジナル論文「Modified Socratic Method（planned and executed by Takada）for medical education：GradeⅡ Acute Cholecystitis of Tokyo Guidelines 2018 as an example case（J Hepatobiliary Pancreat Sci. 2022；29：505-520. DOI:10.1002/jhbp.1076）」として報告されています。その考察では、「2時間という限られた時間の中で、世界初の MSM による教育セミナーを成功させ、参加者から多くの賞賛を得ることができた。今後、このような MSM による教育セミナーを学会で開催する場合、テーマやトピックには、実際の臨床現場での規制や医学・医療の実

施に必要な事項が多く含まれることになる。例えば、**IRB**（Institutional Review Boards）とその歴史、**人を対象とする医学研究に不可欠な医療倫理やインフォームド・コンセント**、近年進歩が著しい**医療統計**など、あるいは、**医学論文作成に必要な事項も本手法の実施候補**であり、**重複出版やサラミ出版の危険性、著作権や別刷り依頼の必要性**などをわかりやすく教えるセミナーとして活用することができる。」と述べられています。

そこで、第2回目となるMSMを用いた特別教育セミナーは、「人を対象とする生命科学・医学研究に必要な倫理規定、医師と患者の医療倫理学を勉強しましょう」と題して、2022年3月の第58回日本腹部救急医学会総会で開催されました。私は、第1回、2回のMSMを用いた特別教育セミナーで、いずれも司会者（Moderator）を担当させて頂きました。高田先生は、医学教育の現場で長年に渡り**「自律的学習法」**の一端として用いられてきたSocratic Methodによる質疑応答の教育手法を、多くの聴衆のいる教育セミナーで実践する方法としてMSMを考案され実施されました。Moderatorとして初めて参加させて頂いた私は、当初は戸惑うばかりで、高田教授の意図される内容を全く理解できませんでした。そこで、この2回のMSMによる特別教育セミナーを通してModeratorとして私が理解し学んだことを述べさせて頂きます。

まず、Socratic Methodとは、アテネにおけるソクラテスと彼の弟子たちの活発な議論に基づく教育方法で、ソクラテスは弟子たちと問答を繰り返すことで、彼らの心を揺さぶり、彼らに影響を与える重要な問題について深く考えることを教え、批判的思考を刺激し、誤った推論を明らかにすることを目標としていたといわれます。

米国におけるSocratic Methodの歴史をみると、19世紀後半には、生徒の学習意欲を高め、批判的思考を促すとされるこの教育方法は、K-12（幼稚園から12年生）教育において広く使われてきました。米国の大学教育では、ハーバード大学を中心とする法学部において、少人数から大人数のクラスで教師と学生の問答を実践する、いわゆるSocratic Seminarとして100年以上前からSocratic Methodが継続されています。しかし、日本においては、教育現場にSocratic Methodが系統的に導入された歴史はなく、ごく少数の先生たちが自立的学習法として導入していたにすぎません。高田先生は、早くからSocratic Methodに興味を持たれ、医学教育で実践されてきましたが、医学系学会でこの教育方法を実践できないかと考えられ、2020年10月に世界で初めて医学系学会の特別教育セミナーでMSMと名付けてSocratic Methodを実践されました。

一般的に教授法（教え方）は、**Didactic Method（講義法）、Facilitative Method（促進法）、Socratic Method（ソクラテス法、問答法）**の3つに大きく分類されます。Didactic Methodは基本的に教師中心であり、生徒の講義への参加が制限されるため、暗記学習、メモ取り学習ともいわれます。Facilitative Methodは、学生中心の教授法で、問題解決型学習（Problem-Based Learning、PBL）ともいわれ、本邦においては5〜8名程

度の学生からなる小グループにチューターと呼ばれる担当教員1名からなる「**PBLチュートリアル教育**」として多くの医学部で導入されています。Socratic Method は、3つの教授法のなかで最も生徒中心主義を強調しており、客観的な質問による指導に重点を置いていますが、本邦での導入はほとんどなされていません。3つの形式で教育効果が高いのは Facilitative Method と Socratic Method といわれています。

　Socratic Method は、教師（講師）と生徒（聴衆）との間で問答を繰り返し、重要な課題について生徒に批判的思考を刺激して、互いに共通認識に至ることを目標とする Socratic Method を、聴衆（生徒）の多い学術集会の教育セミナーで実践する方法として考案されたのが MSM です。MSM を用いた特別教育セミナーは、立案からリハーサルを経て実践までの過程をすべて高田先生の指導のもとに行われます。私が理解している範囲で MSM の具体的な方法を解説させて頂きます。

　一般的に Socratic Method を用いたセミナー（Socratic Seminar）を成功させるには、その計画と準備が必要で2つの要素が重要といわれます。すなわち、(a)テキスト、ケース、イベントの選択、質問の準備などの指導者の準備と、(b) 学習者の準備（セミナー前の個人活動）です。学習者が実りある議論に参加するためには、協調的で尊重し合う価値観が必要で、セミナー前のアクティビティでは、内気な学習者が積極的に発言し、エネルギッシュな学習者が積極的に耳を傾けることができるような、協調的な価値観を育む必要があるといわれます。このような Socratic Seminar の状況を、学術集会での特別教育セミナーで再現する（擬似状況を作り上げる）ために、MSM では高田先生により Performer（出演者）が指名されます。Performer とは、ケースシナリオを提示・説明する Instructor（講師）、専門的な説明や助言を行う Expert（専門家）、そして講師と生徒（聴衆）の間を取り持つ Moderator（司会者）を含む教師陣に加えて、聴衆（生徒）を代表して質疑・応答を行う Designated Audience（指名聴衆、質問者）からなるグループです。

　すなわち、MSM では、Planner（企画者：高田先生を含めて1、2名）の指導のもとに、Performer（出演者）として Moderator（司会：1～2名）、Instructor（講師：4～6名）、Expert（専門家：2～4名）、Designated Audience（質問者：4～7名）からなるグループ（12～21名）が、ウェブ会議形式でセミナー前のアクティビティ（7～9回のリハーサル）を十分に重ねます。リハーサルを重ねるなかで、Moderator や Designated Audience から「このような質問をすると聴衆は認識を深めるのではないか」などの提案や、Instructor が提示した内容の出典とその根拠は正しいのかなどの疑問が提示され、Performer の間で**批判的思考（critical thinking）**がなされて、ウェブ会議による最終リハーサルまでには MSM のグループ内で共通認識に達する状態になります。さらに、特別教育セミナーの当日は、早朝（午前6時）から実際の会場において、各 Performer の

立ち位置を確認し、ハンズフリーマイクを装着して最終リハーサルを行います。

そして、実際のセミナー（実演）では、Instructor の簡単な説明から始まり、参加者（聴衆）がそのテーマについてどの程度理解しているかを明らかにするために、Moderator がアンサーパッドを使って参加者に質問し、その後、Instructor の解説と Designated Audience（質問者）との質疑応答を行い、会場と Performer の間で認識の一致した時点で、アンサーパッドを用いて再度、参加者に質問し理解度の確認を行い、最後に Instructor が内容をまとめるというものです。特別教育セミナー（実演）が無事終了した時の達成感は、私にとって掛け替えのないものとなっています。

このような高田先生の指導による MSM を用いた特別教育セミナーに、リハーサルから当日（実演）まで Moderator として参加させて頂いたことで、「**自分が知らないということを認識することでき、それが自分の謙虚さを養い、さらなる学びの意欲に繋がる**」ということを学ぶことができました。

最後に、私が、Chat GPT に、"What is modified Socratic method for medical education?" との質問をした結果をお伝えします。

The modified Socratic method is a teaching approach used in medical education that adapts the traditional Socratic method to better fit the needs and goals of medical education. The traditional Socratic method is a questioning-based approach to teaching that aims to encourage critical thinking and promote deeper understanding of a subject by asking a series of questions. In the modified Socratic method for medical education, the teacher acts as a facilitator, asking questions to guide the students through a process of discovery and learning. The questions are designed to help the students identify gaps in their knowledge and understanding, and to encourage them to think critically about the information they have learned. This approach helps students to integrate new information with their existing knowledge and to apply what they have learned in a meaningful way. One of the key differences between the traditional Socratic method and the modified Socratic method for medical education is the use of case-based scenarios. In the modified Socratic method, teachers use real-life medical cases to illustrate key concepts and to help students apply what they have learned to real-world situations. Overall, the modified Socratic method for medical education is a highly effective approach to teaching that can help students to develop their critical thinking skills, to integrate new information with their existing knowledge, and to prepare for their future careers as medical professionals.

Modified Socratic Method による教育セミナー（第 2 編）
―著作に向けての監修を務めて―

安藤　久實（名古屋大学名誉教授、愛知県医療療育総合センター名誉総長）
宮川　秀一（藤田医科大学名誉教授、豊田地域医療センター理事長）
堀口　明彦（藤田医科大学ばんたね病院院長、
　　　　　　藤田医科大学ばんたね病院消化器外科教授）

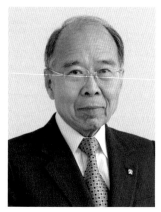 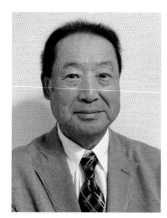 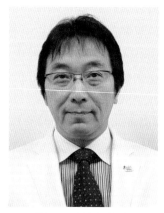

安藤　久實先生　　　　　宮川　秀一先生　　　　　堀口　明彦先生

　日本腹部救急医学会名誉創立者高田忠敬先生と安藤、宮川とは 40 年を越す繋がりがあり、堀口は 3 人の関係に魅かれてそこに加わったという歴史があります。お互いに気持ちが一緒で、頻回に名古屋や三重、岐阜などを訪れ、時には日本平から雄大な富士の山を眺め、久能山東照宮を訪れたり清水港からの駿河湾クルーズを楽しんだり、さらにはタイのプーケットなどで帝京大学外科、名古屋大学小児外科、名古屋保健衛生大学外科（当時）の教室員たちと共に勉強会を兼ねた懇親旅行等を行ったりしてきました。その時の楽しさは今なお懐かしい思い出として残っており、長い間の繋がりの中で絆や信頼というものが作られてきたのであります。その関係は、懇親のみならず勉学の道をも模索し、また、学会などでの企画や将来構想などについても話し合い、共に遂行してきたのです。

　2018 年夏、三重の安藤の実家に皆で集い、安藤が通学した登録有形文化財となっている小学校を訪れ、DIY で作ったウッドデッキの上で心広く話し合いをしたのでした。この時、2020 年 3 月に堀口が第 56 回日本腹部救急医学会総会会長を務めることになったので、この学会で何か記念になるような企画がないだろうか、ということが話題に上ったのです。

その後しばらくして、高田先生から堀口に、「私が、長年かけて修正を重ねてきた勉強法である Modified Socratic Method（MSM）による自律的学習法を、学会教育セミナーに取り入れるのはどうですか？」との提案を頂きました。この方式の概要を聞き、この企画の実践にはチーム一丸で支えようと考え、2019 年 10 月 18 日に高田先生、伊佐地秀司先生（三重大学医学部外科名誉教授、三重大学病院院長；当時）、吉田雅博先生（国際医療福祉大学市川病院外科教授）、安藤、宮川、堀口の 6 人により第 1 回 MSM 検討会を名古屋で開催しました。第 56 回日本腹部救急医学会総会で MSM による教育セミナーを取り入れたいと考えた堀口は、早速 MSM 開催の準備を高田先生と共に取り掛かりました。その後、高田先生は、伊佐地先生と吉田先生を司会者に、講師を桐山勢生先生（大垣市民病院消化器内科）、矢野晴美先生（国際医療福祉大学医学教育統括センター・感染症学）、向井俊太郎先生（東京医科大学消化器内科学分野）、樋口亮太先生（東京女子医科大学消化器・一般外科）、阿部雄太先生（慶應義塾大学医学部外科）、岡本好司先生（北九州市立八幡病院消化器・肝臓病センター）として、早々と Web（Zoom 会議）でリハーサルを毎週 1 回ずつ始めました。ところが、新型コロナ感染症パンデミックの為に 2020 年 3 月に予定されていた総会は延期となり、会場を使用しない Web 形式で行うという事になってしまったのです。堀口は、この教育セミナーだけは万難を排してでも対面形式で行いたい旨を高田先生に伝えました。その結果、特別教育セミナーは 2020 年 10 月 8 日に名古屋マリオットアソシアホテルにおいて厳重な感染対策を施して対面形式で行う事となり、大盛会のうちに終えることが出来たのです。

　この様な経緯もあって、「Modified Socratic Method（MSM）による教育セミナーの実践（第 2 編）：人を対象とする医学研究に必要な倫理規定や医師と患者の医療倫理を勉強しましょう」の監修を、高田先生は私ども 3 名に依頼されたのです。そして、監修を行うにあたり次の様な留意すべき点を 4 つ挙げられました。

　①テーマが人を対象とする生命科学、医学研究に必要な倫理規定、医師と患者の医療倫理学であるので、関連の省令や指針から判断して内容に問題がないか

　②医師や看護師、放射線技師、薬剤師、介護士など、医療に携わる人たちが理解しやすい形になっているか

　③各頁に文献、参考資料、注釈などを付けて分かりやすくなってはいるが、それらが図や文章との整合性があるかどうか

　④文献、参考資料や注釈等の URL が、正しく開け、かつ、整合性が取れているか

　そこで、上記の留意点を念頭に置きながら、文献、参考資料、注釈として沢山出てくる URL を全て開きその内容を確認し、本文との整合性に離齬がないかを厳しくチェックしました。しかし、URL の中には 100 頁以上に及ぶような公文書も少なくなかったため一筋縄ではいきません。医学論文には数多く接して来たものの、これまで、法律文はほとんど縁がありませんでしたが、遅れ馳せながらも法律や省庁からの公文書に挑戦しました。

チェックのついでに"監修とは何か"についてWebで調べたところ、「監修とは著作物の著述や編集、番組の演出・制作などを監督・指揮すること、また、その人」とあり、監修者と著者、編集者等の役割分担は明確でない場合も多く、役割上著者、編集者との意見の食い違いも多い、とも記されていました^{注釈(1)}。なお、監督とは多くの事柄や人々・組織などを見張ったり指導したりすること^{注釈(2)}。また、「**監**」は「**管理する、見張る**」という意味で、「**修**」は「**正す、形を整える、書物を編む**」という意味であり、監修とは「**編集者が作成した著作物の著述、番組の演出・内容に乖離がないかをチェックする仕事**」、とありました^{注釈(3)}。こうした検索を行った結果、監修者というのは大変重要なポジションであることを改めて認識した次第です。

　見張ったり指導したりすること、内容に乖離がないかをチェックすること、という監修の役割に改めて情熱を燃やし、各項目に記された文章について、「てにをは」のみならず、引用されている論文、写真、絵、URLについて事細かにチェックを入れました。その結果、原文とは変わってしまった点も少なくありませんが、高田先生が望まれた「**整合性が取れて理解しやすい書物**」の作成にある程度の手助けができたのではと思います。

　今回のMSMによる教育セミナー（第2編）は、第1回MSM検討会から**4年が経過**し、MSMに益々磨きがかかってきていることを強く感じます。MSMが日本腹部救急医学会のみにとどまらず、他の学会や様々な分野、そして全世界に広がっていくことを夢見ながら、監修者としての悦びを沸々と感じている次第であります。

注釈(1)「監修」：フリー百科事典　ウィキペディア（Wikipedia）2023年2月26日05：57
https://ja.wikipedia.org/wiki/監修
注釈(2)「監督」：フリー百科事典　ウィキペディア（Wikipedia）2023年11月16日10：56
https://ja.wikipedia.org/wiki/監督
注釈(3)「監修とは？意味とメリット、専門家への依頼方法を解説」：SiteEngine 2022年11月28日
https://www.siteengine.co.jp/blog/supervision/

やさしい解説：医療におけるコンプライアンス（服薬コンプライアンス、など）

佐野　圭二（帝京大学医学部外科）
八木真太郎（金沢大学医学部肝胆膵外科・移植外科）
高田　忠敬（帝京大学医学部外科名誉教授）

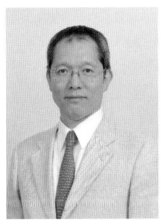
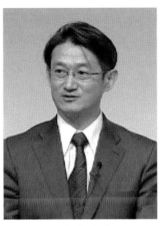
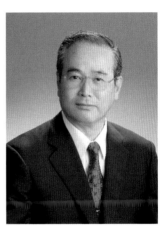

佐野　圭二　　　　　八木真太郎　　　　　高田　忠敬

1. コンプライアンスとは

　最近日常でよく使われる用語に「コンプライアンス」があります。マスメディアにおいて不適切な言動や行動などが「コンプライアンス違反」として自粛されるようになりました。医療現場においては以前から、言うとおりに薬を飲んでくれない患者に対して、「コンプライアンス」が悪い、という使い方がされてきました。それに加えて最近では、マスコミでの使われ方同様、医療従事者のコンプライアンスや病院自体のコンプライアンスという使われ方もされるようになりました。

　「コンプライアンス（compliance）」を日本語に訳すと、要求・命令・指示などに「従うこと」となります。語源的には com-（完全に）と ply（＝pleo、満たす）からできた単語の名詞形であり、類似の語源を持つ単語としては supply（sub-＋ply、下から上に満たす＝供給する）などがあります。

　では、医療関係で使われる「コンプライアンス」という言葉は、患者に対して、さらに医療従事者や医療機関に対してどのように使われているでしょうか。

2. 患者のコンプライアンス — 患者だけの問題なのか？

　われわれが患者に、きちんと薬を飲むように、あるいは手術後リハビリをするように、と指示を出したのに、薬を決められた通りに飲まなかったりリハビリを拒否したりする

場合、コンプライアンスが悪い患者、などと言うことがあります。服薬に関して問題になることがもっとも多く、服薬コンプライアンスと言われます。

　でも、患者だけが悪いのでしょうか？　それを改善させるいい方法はないのでしょうか？　患者のコンプライアンスを悪化させる要因として、①動機づけが弱い、②患者の環境にあわない、③医療関係者との信頼関係が弱い、の三つが挙げられます^{文献(1)}。

> 文献(1) 宗像恒次：コンプライアンスをめぐって. 日本保健医療行動科学会雑誌1：205-210, 1986.

　①の動機づけが弱い場合とは、痛いときに鎮痛剤を飲む場合などと異なり、慢性疾患（たとえば糖尿病）に対しての服薬など効果や必要性が実感しづらく服薬の重要性を十分理解していない場合に起こりうる状況です。このような場合、服薬の必要性を丁寧に説明し理解してもらい同意を受けること、すなわちインフォームド・コンセントを受けることで解決できる可能性があります（パート3「インフォームド・コンセントをどうやって受けるか？」参照）。それらは薬を処方する医師がすべきであるのは当然ですが、さらに看護師や薬剤師にもわかりやすく説明を加えることによって服薬の重要性の理解が深まることを願っております。

　②の患者の環境にあわない場合とは、たとえば仕事の関係で食事が不規則で食後の服用（特に昼食後）が困難な場合や、薬が高価で患者にとって経済的に服薬継続が困難な場合などです。これも医師のみならず看護師や薬剤師がいっしょになって患者の情報を多角的に取得し（パート2「ナラティブと共役」参照）、おのおのの患者の事情にあわせて実行可能な方法や経済的負担を軽減する方法を提案し合い、「患者とともに相談して決める」ことで解決できる場合が多くあります。

　③の医療関係者との信頼関係が弱い場合も、医師からなんの説明もなく薬を飲むようにとだけ命令されると患者はその医師から受ける医療全般に対して不安をかかえてしまい医師の指示に従わなくなります。よってこのような場合も、看護師や薬剤師の助けを借りながら、インフォームド・コンセントあるいはナラティブにより医療従事者との信頼関係を築くことにより、服薬指示に従ってくれるようになることが期待できます^{文献(2)}。

> 文献(2) 山岸愛梨：いまさら聞けない！看護用語－病院や看護師など医療従事者に求められるコンプライアンス. ナースのヒント（ジョブデポ）.
> https://j-depo.com/news/compliance.html

3. アドヒアランスとコンコーダンス ─ コンプライアンスからさらに進んだ取り組み

　このようにコンプライアンスを良くするための対策をさらに一歩進めた取り組みを含めたものに「アドヒアランス」があります。「アドヒアランス（adherence）」は、adhere（ad-：〜へ、here＝haereo、くっつく）という動詞の名詞形であり、adhere を日本語に訳すと、付着する、執着する、という意味になります。adhere のもう一つの名詞形の

adhesion は医学用語として「癒着」という意味でも用いられます。患者が服薬や行動制限などを「自らの意思で」遵守する、という概念のことです^{文献(3)}。コンプライアンスが「遵守する」ことのみを意味するものであるのに対して、アドヒアランスは積極的に治療方針の決定に参加し自らの決定に従って積極的に遵守することを意味します。すなわちコンプライアンスが良くてもアドヒアランスが悪い（意味も解らずただ命令だけ守っている）、ということも起こりえます。アドヒアランスに必要なのは遵守度（コンプライアンス）に加えて、医師のみならず看護師や薬剤師など医療従事者との協働性（自分の思いや目標の共有）、知識・情報に対する積極性（情報の自主的収集や利用）、それらによって得られる治療に対する納得度になります。看護師や薬剤師の協力により良好なアドヒアランスを得ることによって、より確実に治療を維持することができ、より高い治療効果を得ることができます。

文献(3) 上野治香, 他：日本の慢性疾患患者を対象とした服薬アドヒアランス尺度の信頼性及び妥当性の検討. 日本健康教育学会誌 22：13-29, 2014.

アドヒアランスからさらに一歩進んで「コンコーダンス（concordance）」という単語も使われます。con-(with、一緒に)、cor（heart、心臓）という語源で、一致, という意味をもつ言葉です。コンコーダンスでは患者と医師・看護師・薬剤師とのパートナーシップに基づいた相談・合議で治療法を決定します。その相談の過程と遵守度の全体を含めて「コンコーダンス」とされています^{文献(4)}。コンコーダンスの実現には、患者が治療の決定に参加するために必要な情報・知識・スキルを得られること、患者が治療法を決定する場に参加できること、患者とともに決定した治療ができるよう患者をサポートすること、などが必要とされます^{文献(5)}。

文献(4) 岡田　浩：コンコーダンスとは？コンコーダンスという新しい考え方について教えてください. コンプライアンスとは何が違うのでしょうか？　Q & A でわかる肥満と糖尿病 2011：10：233-234.

文献(5) Bond C：Concordance：A partnership in medicine-taking（Concordance 1st Edition）；Pharmaceutical Press, the publishing division of the Royal Pharmaceutical Society of Great Britain, London UK, 2004／岩堀禎廣・ラリー・フラムソン（訳）：なぜ, 患者は薬を飲まないのか？薬事日報社, 2010.

コンプライアンスが悪いと感じる患者がいた場合には、無理やり遵守させようとするのではなく、看護師や薬剤師の助けを借りながら治療の内容を十分理解してもらってインフォームド・コンセントを受ける（あるいは治療法を話し合って決定する）ことにより、患者と医療従事者が「共に病に立ち向かう」体制を確立して確実に治療を継続することが重要です。

4. 医療従事者・医療機関のコンプライアンス

　医療従事者・医療機関の「コンプライアンス」とは、単に「法令遵守」のみを意味するのではなく、一般に医療従事者・医療機関の「あるべき姿」、すなわち守るべき倫理規範のことを表します。医師にとってはヒポクラテスの誓い（パート1「ヘルシンキ宣言から現在に至るまでの経緯」参照）やジュネーブ宣言（2017年に患者の自己決定権が追加）文献(6)などであり、看護師にとってはナイチンゲール誓詞文献(7)などが該当することになります。具体的には、患者の利益の最優先、差別のない医療、守秘義務、継続的な自己鍛錬、患者の意思の尊重など、ということになり、それらを満たさない場合、コンプライアンス違反とみなされます。

文献(6)　畔柳達雄：医の倫理の基礎知識2018年版「ジュネーブ宣言」日本医師会ホームページ. https://www.med.or.jp/dl-med/doctor/member/kiso/a11.pdf
文献(7)　Munson HW：Lystra Eggert Gretter. The American Journal of Nursing 49：344-348, 1949.

　各医療従事者のコンプライアンス違反を防ぐため、多くの医療機関ではコンプライアンスマニュアルを作成しコンプライアンスについて周知させたり、コンプライアンスに関するスタッフからの相談や患者からの投書の窓口を設置するなどの取り組みがなされています。

　医療機関、たとえば病院のコンプライアンスは、一般企業におけるコンプライアンスと共通するものも多くあります。たとえば正当な労働環境、情報セキュリティー、適切な会計や受給、安全管理の徹底、継続的な業務改善などがあります。医療機関特有の特徴、たとえば日常的にリスクが高いこと、公共性が高いこと、診療報酬により運営コストが限られること、多種の専門職社会であることなどにより、医療機関特有のコンプライアンスもあると言われています。たとえばカルテの改ざん防止、診療情報の保管義務の遵守、医療事故を含めた情報開示などが挙げられますが、近年のニュースをみると、省庁における公文書改ざん、裁判所における重要事例記録廃棄、企業における不利な情報の隠蔽など、一般社会のコンプライアンス違反例とほぼ共通しているとも言えます。

　医療機関のコンプライアンス違反を防止するために、内部監査や外部評価を数年ごとに受審することが大切です。さらに病院内弁護士などを含めたコンプライアンス対応専門部署を設置して、日頃から法律や裁判例を意識した対応を浸透させ医療機関の内部からコンプライアンス運営を支えることも有効です文献(8)。

文献(8)　竹本昌史：医療機関における弁護士の役割：コンプライアンスの視点から. 日臨麻会誌 40：97-100, 2020.

5. おわりに

　患者の治療効果をあげるため、すなわち服薬コンプライアンス向上のためには、医者のみならず看護師や薬剤師と協力しながら患者と十分コミュニケーションをとり、服薬を忘れる原因や忘れないための具体的な方法などを含めてお互いに話しあい解決することが大切です。インフォームド・コンセントやナラティブは患者やその家族が安心して積極的に治療に専念するうえで大きな役割を果たしてくれます。

Modified Socratic Method（MSM）による教育セミナーの実践（第2編）：人を対象とする生命科学・医学研究に必要な倫理規定、医師と患者の医療倫理学を勉強しましょう

日時：2022年3月25日（金）13：30〜15：30
企画創案・ディレクター：高田忠敬

実践コーディネーター：吉田雅博
実践モデレーター：伊佐地秀司　佐野圭二

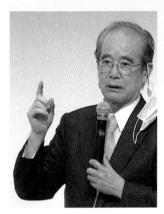
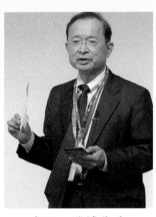
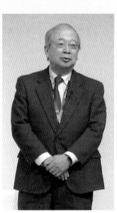
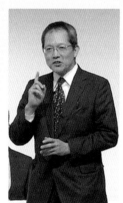

高田　忠敬先生　　吉田　雅博先生　　伊佐地 秀司先生　　佐野　圭二先生

Modified Socratic Method による教育セミナーの実践
―人を対象とする生命科学・医学研究に必要な倫理規定、医師と患者の医療倫理学を勉強しましょう―

[日時：2022 年 3 月 25 日（金）]
Opening：実践コーディネーター^{注釈 (1)}：吉田雅博

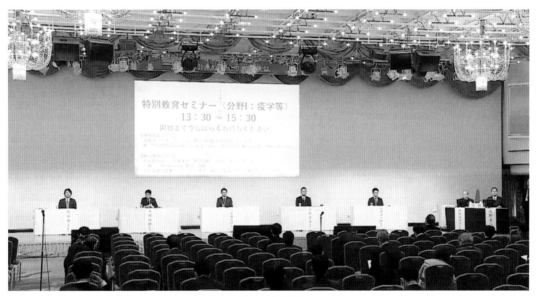

図 1　会場図

注釈(1)　コーディネーター：スムーズに進行する為に細かく調整する人．
https://meaning-difference.com/?p=6150
を開いて，「コーディネーター」と「オーガナイザー」の違いをクリックし開く．

【オープニング：吉田雅博先生】

（会場ナレーション）お待たせいたしました。これより特別教育セミナーを開始します。実践コーディネーターの吉田先生、モデレーターの伊佐地先生、佐野先生、並びに、講師の皆さま、よろしくお願いします。最初に吉田雅博先生にお願いします。

（コーディネーター）皆さんこんにちは。2年前の第56回日本腹部救急医学会で披露したModified Socratic Method（MSM）第1編に引き続いてのセミナーです。

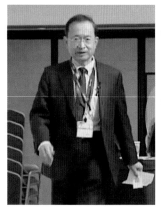

今回、MSMセミナーの特徴である**聴衆分析**[注釈(2)]の新たな方法を用いますので、まず練習をしてみましょう。

以下、会場並びにweb参加の皆さまに**設問**[注釈(3)]をいたしますので、順次、その方式をご理解していただき、このMSMによる教育セミナーでの特徴である聴衆分析にご協力をお願いします。

吉田　雅博先生

注釈(2) 聴衆分析とは：聴衆を事前に把握することで，聴き手に合ったプレゼン内容を展開できる．

注釈(3) 設問と質問の違い：設問は、予め問題を設定して出題する方式．一方，質問は，疑問点や問題点を問いただすことで，口頭でやり取りするニュアンスです．本教育セミナーは，両者が大切なポイントです．

https://meaning-difference.com/?p=8727

（コーディネーター）前回は、アンサーパッド^{注釈(4)}を用いて行っていましたが、今回は、日本で汎用されている **QR コード**^{注釈(5)}を用いて、**スマートフォンでも対応できる新たな方式を開発しました**。

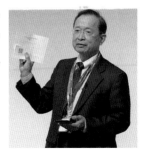

図 2 QR コード

（コーディネーター）会場での参加の皆様、並びに、Web 参加の方々はスライドの QR コードを読み取ってください。大事な用語も、この際に勉強しましょう。

注釈(4) アンサーパッドとは：1 つの講義・講習・セミナーでの聴衆分析のアプリで，設問と選択肢の設定は，事前に作成しておく．また，事前にリハーサルを実施すると，その後の遂行が楽になるので，講義の前に実践して練習する．

https://www.mobileanswer.jp/pad

注釈(5) QR コードとは：株式会社デンソーウェーブが開発した，日本生まれの技術で，「Quick で，より多くの情報を格納したい」，というニーズに応えて開発された．「QR」とは「Quick Response」の頭字語であり，「素早い反応」という意味．その名のとおり，1 秒間に 30 回読み取ることができる．

https://time-space.kddi.com/mobile/20190425/2624

ちなみに，「二次元コード」とは，水平と垂直の二次元方向に情報を持つバーコードの表示方式を呼びます．

バーコードと QR コードの比較：

https://rolan.co.jp/shouhin/s_qrcode.html

（コーディネーター）では、この QR コードで、設問にお答えください。
　現地参加の人は1、Web 参加の人は2を押してください。

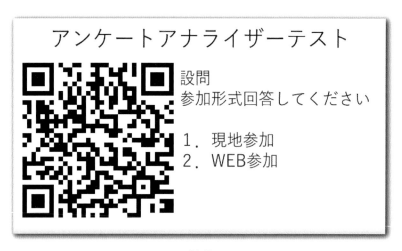

図3

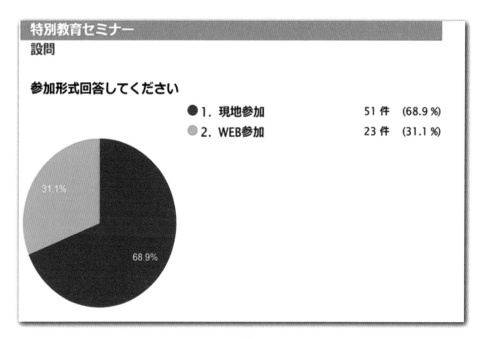

図4

（コーディネーター）回答結果をみますと、**現地参加7対 Web 参加3ぐらいですね。合計約80人が参加しています。**はい、ありがとうございます。

（コーディネーター）もう一題、QR コードでの実態・認識度分析での設問に回答をお願いします。1 は学生、2 以降は医師について、卒後何年かを調べる質問です。6 は、医師以外の医療関係者という質問です。よろしくお願いします。

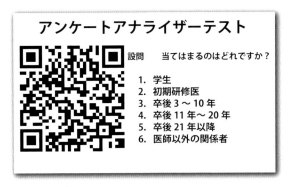

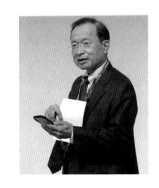

図5

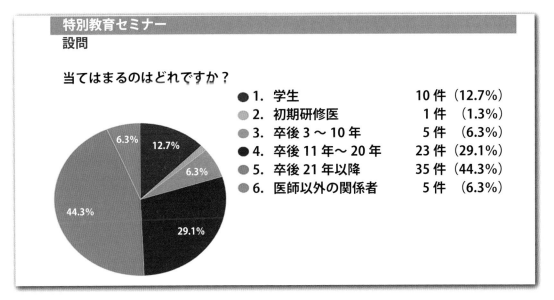

図6

（コーディネーター）集計結果では、**学生が 12％もおられるのは頼もしいですね。**

医師参加者では、**卒後 21 年以降が 44％、卒業 11 年から 20 年が約 30％**とばらつきはありますがいろいろな先生方が参加されています。**医師以外の関係者も 5 名（6.3％）**参加されています。

ありがとうございます。この方式を用いまして教育セミナー内で"**認識度調査**"を行いますので、よろしくお願いします。

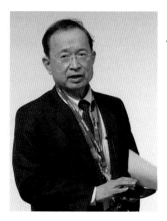

（コーディネーター）それでは、セミナーの実践にはいります。モデレーター^{注釈 (6)}の伊佐地先生、佐野先生、よろしくお願いします。

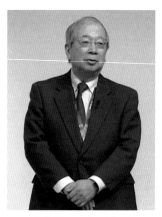
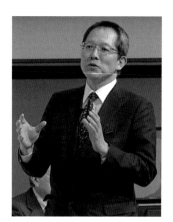

伊佐地　秀司先生　　　　佐野　圭二先生

（伊佐地）吉田先生、ありがとうございました。それでは本教育セミナーを始めさせていただきます。司会は、三重大学の伊佐地と帝京大学の佐野先生で進めさせていただきます。

（佐野）皆さん、こんにちは。よろしくお願いします。

注釈(6)　モデレーター：司会者として．物事が円滑に進むように第三者（中立的な）としての役割を果たす．さらに，参加者から意見を引き出したり，話をまとめたり，参加者が納得できるような結論を導いたりもする．
https://boutex.jp/archives/4226

パート1　ヘルシンキ宣言から、現在に至る経過
―臨床研究倫理の歴史―

講師：阿部雄太
モデレーター：伊佐地秀司

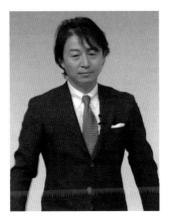

阿部　雄太先生

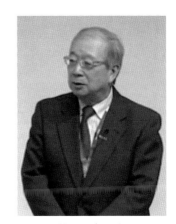

伊佐地　秀司先生

ヘルシンキ宣言から、現在に至る経過

慶應義塾大学一般・消化器外科
専任講師　阿部雄太

図1

（モデレーター）今回のテーマは、「臨床研究の倫理」を取り上げています。まず一番バッターは、慶應義塾大学の阿部先生にお願いしてあります。よろしくお願いします。

（講師）皆さん、こんにちは。慶應義塾大学の阿部でございます。私からは、ヘルシンキ宣言を中心とした臨床研究倫理の歴史を追究してみますので、この機会に一緒に勉強しましょう。

（講師）皆さんにおかれても医学研究において研究倫理は、無視できない存在であることはご承知だと思います。まずは、日本腹部救急医学会のホームページに掲載されている**"人を対象とする医学系研究に関する倫理指針〔本学会発表や論文投稿において遵守すべきこと〕2018年8月18日改訂医学研究の倫理指針**[文献(1)]**（図2）**をご覧ください。

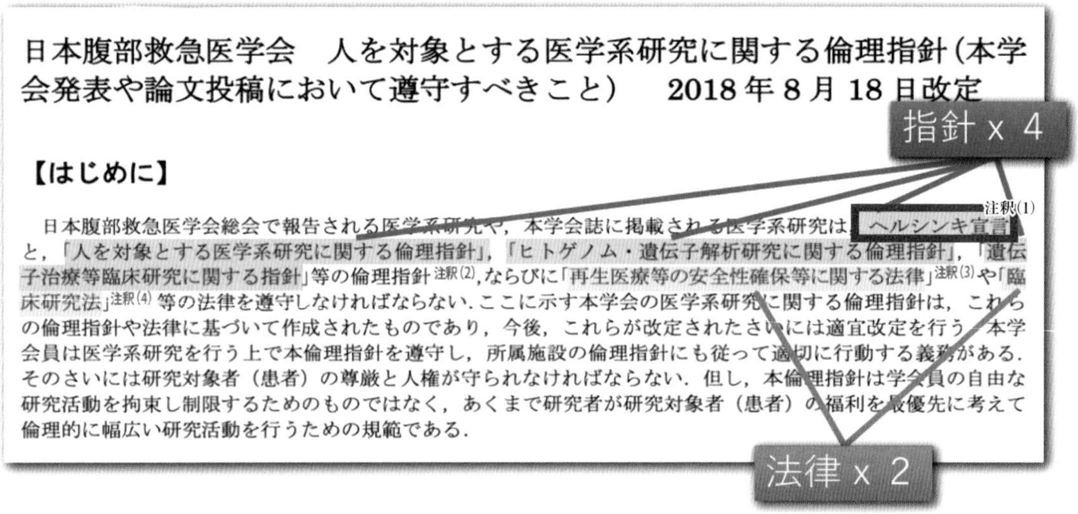

日本腹部救急医学会　人を対象とする医学系研究に関する倫理指針（本学会発表や論文投稿において遵守すべきこと）2018年8月18日改訂[文献(1)]より

図2

（講師）これを見ると<u>**4つの指針と2つの法律を遵守**[注釈(5)]</u>するように述べられています。それらを全て理解するのは非常に難しいとも思うわけです。ただ、注目していただきたいのは、このヘルシンキ宣言です。これは、**万国共通であり、どの学会の組織においても必ずこの医学系研究における倫理指針を守るべきである**と揚げられている重要な指針ですね。

文献(1)　日本腹部救急医学会のホームページ：

https://site.convention.co.jp/jsaem57/wp/wp-content/uploads/2020/08/jsaem_rinri01.pdf

（第57回日本腹部救急医学会総会を開き、左に記載されている「医の倫理手続き申告スライドのご案内」をクリックし、（下の左）日本腹部救急医学会倫理指針改訂版2018.08.23完成版（PDF）をクリックして開いてください.

注釈(1)　ヘルシンキ宣言（和文訳）日本医師会訳.

https://www.med.or.jp/doctor/international/wma/helsinki.html

注釈(2)　厚生労働省：研究に関する指針について.

https://www.mhlw.go.jp/stf/seisakunitsuite/bunya/hokabunya/kenkyujigyou/i-kenkyu/

注釈(3)　厚生労働省：再生医療について.

https://www.mhlw.go.jp/stf/seisakunitsuite/bunya/kenkou_iryou/iryou/saisei_iryou/index.html

注釈(4) 厚生労働省：臨床研究法について.

https://www.mhlw.go.jp/stf/seisakunitsuite/bunya/0000163417.html

注釈(5) 遵守：規定・道徳・法律などに背かずよく守ること.

https://career-picks.com/business-yougo/jyunsyu

（モデレーター）参加者の皆さまには、ここで、ヘルシンキ宣言の作成経緯と意味について、スライドの QR コードの番号でお答えください（図3）。

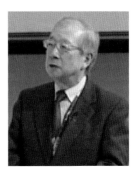

伊佐地 秀司先生

図3

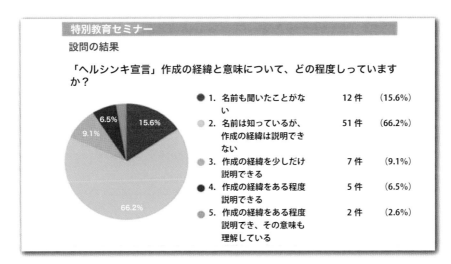

図4

（モデレーター）回答結果が出ましたね。一番目の「名前も知らない」が15％、二番目「名前は知っているが作成の経緯は説明できない」が多いですね。66％という状況で、80％ほどの参加者が知らないようですね（図4）。

（講師）臨床研究[*(1)]の倫理指針であるヘルシンキ宣言をしっかりと理解していただきたいと思います。この宣言の成立に至ったきっかけから、現在の立ち位置をお伝えします。

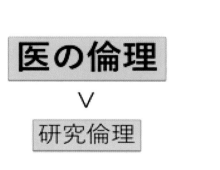

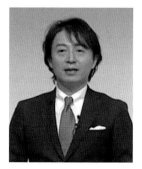

阿部 雄太先生

図5

（講師）歴史の流れで見ると、臨床研究倫理以前には、その前提となる「**医の倫理**」が存在しました（**図5**）。紀元前5世紀、ギリシャの医師で科学に基づく医学の基礎を作り、「**医学の祖**」と称された人物がいます。どなたか、いかがでしょうか？

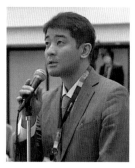

（森先生）産業医科大学第一外科の森です。ヒポクラテスだと思います。医学部の学生時代に教わりました。

森　泰寿先生

（講師）その通りです。「ヒポクラテス全集」[文献(2)]には、当時最高峰のギリシャ医学の姿が書き残されています。「医の倫理」について書かれた宣誓文「ヒポクラテスの誓い」が有名です。

文献(2) 大槻真一郎 訳・編集責任：ヒポクラテス全集. 産学社エンタプライズ出版部, 東京, 1985.

＊(1) 臨床研究の種類（CTR 慶應義塾大学病院臨床研究推進センター）

https://www.ctr.hosp.keio.ac.jp/patients/about/kind_clinical.html

（講師）下記が、有名な「医の倫理」について書かれた宣誓文「**ヒポクラテスの誓い**」です（図６）。

Q. 紀元前5世紀、ギリシャの医師で科学に基づく医学の基礎を作ったことで「医学の祖」と称された人物は？

答：ヒポクラテス(紀元前460-370)

ヒポクラテス全集
└ ヒポクラテスの誓い

医師の職業倫理について書かれた宣誓文
✓患者の生命と健康保持のための医療
✓専門家としての医師の責任・尊厳

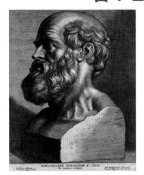

ピーテル・パウル・ルーベンス 作 版画、1638年。
アメリカ国立医学図書館 蔵・National Library of Medicine 2006 より

図 6

（講師）今も通用するその倫理感が、現代に至るまで脈々と継承されました。日本にも、江戸時代に**蘭学**注釈(6)として伝わりました。さらに、その内容の多くは、1948 年世界医師会総会で規定された医の倫理「**ジュネーブ宣言**」文献(3)に反映され、欧米を中心に広がり、医療倫理の根幹としての「**医師の誓約**」が出てきました。

文献（3） ジュネーブの WMA 宣言：医師の誓約　WMA 2018 年　世界医師会.
https://www.wma.net/policies-post/wma-declaration-of-geneva/
を「翻訳」で閲覧.
注釈(6)「蘭学」：フリー百科事典ウィキペディア（Wikipedia）2023 年 6 月 15 日（木）
https://ja.wikipedia.org/wiki/%E8%98%AD%E5%AD%A6

（森先生）私もヒポクラテスの誓いを結構覚えています。すでに**患者のプライバシー保護や、差別のない医療の提供**などが謳われていますよね。

（講師）そうですね。

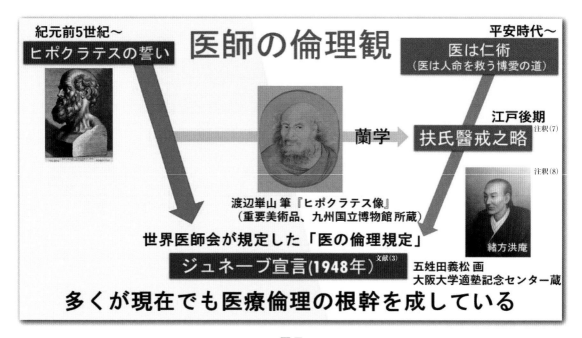

図7

（講師）完成度が高いヒポクラテスの誓いの多くは、1948年のジュネーブ宣言初版[文献(3)]に反映され、現在でも、医療倫理の根幹とされています（**図7，8**）。

文献(3) ジュネーブのWMA宣言：医師の誓約　WMA 2018年　世界医師会.

https://www.wma.net/policies-post/wma-declaration-of-geneva/

注釈(7) 扶氏医戒之略：Yahooで「扶氏医戒之略」で見られます．村上大吉郎：自律性を有すべき日本の医療界における緒方洪庵「扶氏医戒之略」の今日的意味．PDA Journal of GMP and Validation in Japan 11：41-48，2009.

注釈(8) 緒方洪庵：日本大百科全書（ニッポニカ）「緒方洪庵」の意味・わかりやすい解説．

https://kotobank.jp/word/%E7%B7%92%E6%96%B9%E6%B4%AA%E5%BA%B5-17707

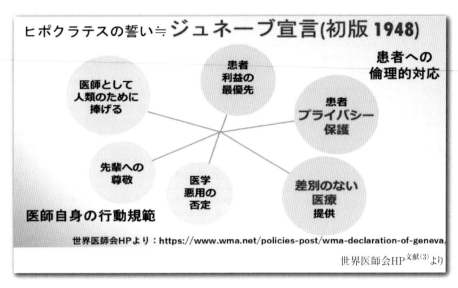

図8

（講師）現代の感覚からいえば何かたりませんよね。

（森先生）そうですねぇ〜。患者の意思ですね！

（講師）そうです！　患者の自己決定権です。これを一緒に勉強しましょう。ヒポクラテスの誓いでは、患者は医学的知識がなく、基本は医師に一切任せるとのことです。これは「医師パターナリズム」と言われ、ヒポクラテスの誓いでは、患者は医学的知識がなく、まるで親が子供のために良かれと思ってすることと同じ考え方とされてきました（図9）。

文献(3) ジュネーブのWMA宣言：医師の誓約　WMA 2018年　世界医師会.
https://www.wma.net/policies-post/wma-declaration-of-geneva/

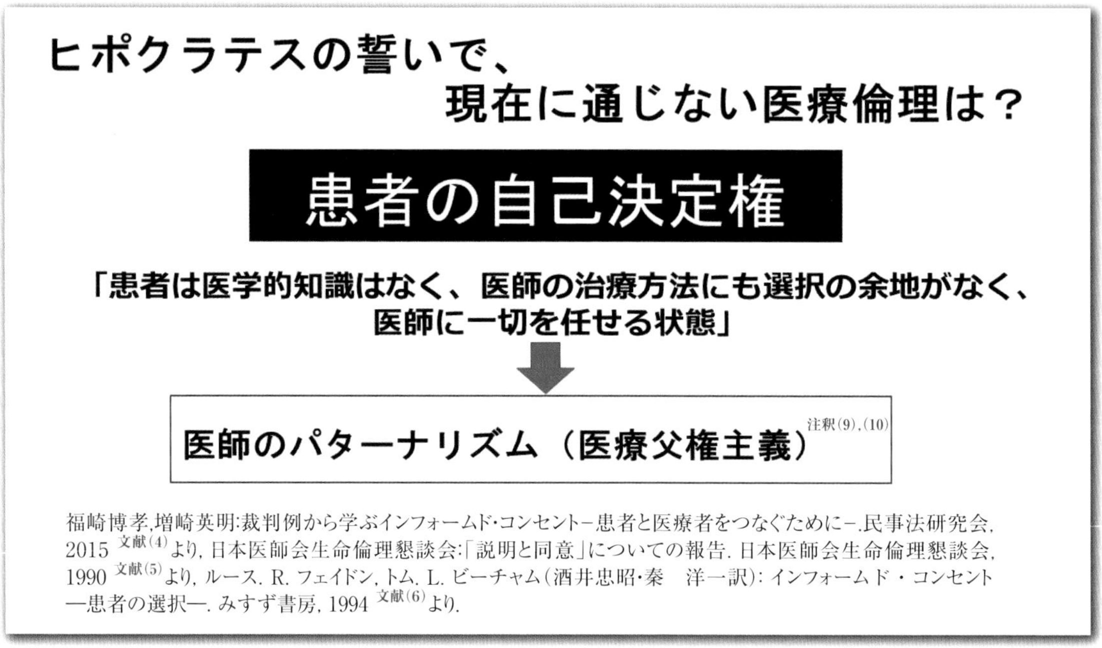

ヒポクラテスの誓いで、現在に通じない医療倫理は？

患者の自己決定権

「患者は医学的知識はなく、医師の治療方法にも選択の余地がなく、医師に一切を任せる状態」

医師のパターナリズム（医療父権主義）注釈(9),(10)

福崎博孝,増崎英明:裁判例から学ぶインフォームド・コンセント—患者と医療者をつなぐために—.民事法研究会. 2015 文献(4)より, 日本医師会生命倫理懇談会:「説明と同意」についての報告. 日本医師会生命倫理懇談会, 1990 文献(5)より, ルース. R. フェイドン, トム. L. ビーチャム(酒井忠昭・秦 洋一訳):インフォームド・コンセント —患者の選択—. みすず書房, 1994 文献(6)より.

図9

（講師）自己決定権は、ヒポクラテスの誓いに比べるとごく最近で、具体的には近代になって生まれてきました。つまり**民主主義社会が台頭成熟し、当然権利が主張され始め、**また、医学・医療が進歩し患者の期待が高まったことも理由です。そしてもう一つ、「**臨床研究**」*(1)が行われるようになったことも大きな理由です（**図10**）。「臨床研究」が、**時として被験者個人の直接的な利益にならないこともある**からです。

文献(4) 福崎博孝, 増崎英明:裁判例から学ぶインフォームド・コンセント—患者と医療者をつなぐために—. 民事法研究会, 2015.

文献(5) 日本医師会生命倫理懇談会:「説明と同意」についての報告. 日本医師会生命倫理懇談会, 1990.

文献(6) ルース. R. フェイドン, トム. L. ビーチャム (酒井忠昭・秦 洋一訳):インフォームド・コンセント—患者の選択—. みすず書房, 1994.

＊(1) 臨床研究の種類（CTR 慶應義塾大学病院臨床研究推進センター）.
https://www.ctr.hosp.keio.ac.jp/patients/about/kind_clinical.html

注釈(9) 医療父権主義.
https://www.bing.com/search?q=%E5%8C%BB%E7%99%82%E7%88%B6%E6%A8%A9&aqs=edge.1.69i64i450l8.143146j0j4&FORM=ANAB01&PC=PNTS

注釈(10) 吉田宗平:医学・医療と生命倫理—パターナリズムからインフォームド・コンセントへ. 関西医療大学紀要 9：1-3, 2015.

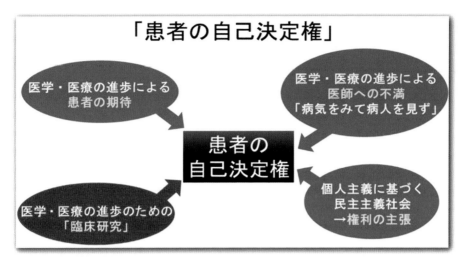

図10

（浅野先生）質問があります。藤田医科大学ばんたね病院外科の浅野です。「臨床研究」が始まり患者の権利が議論になったでしょうが臨床研究はどのように始まったのですか？

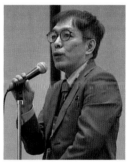

浅野　之夫先生

（講師）「臨床研究」の歴史ですね。
　浅野先生はいつ頃から始まったと思いますか？

（浅野先生）*20世紀にはいってからですか？*

（講師）最近のように思われますが、実はもう少し古く200年ほど前からです（**図11**）。しかし、当時は「臨床研究」という言葉はなくて「**人体実験**」と呼ばれていました。また、研究においての明確な"**指針**"などもありませんでした。**従って、現代の「患者の自己決定権」はありませんでした。**そこに至る経緯を伝えたいと思います。

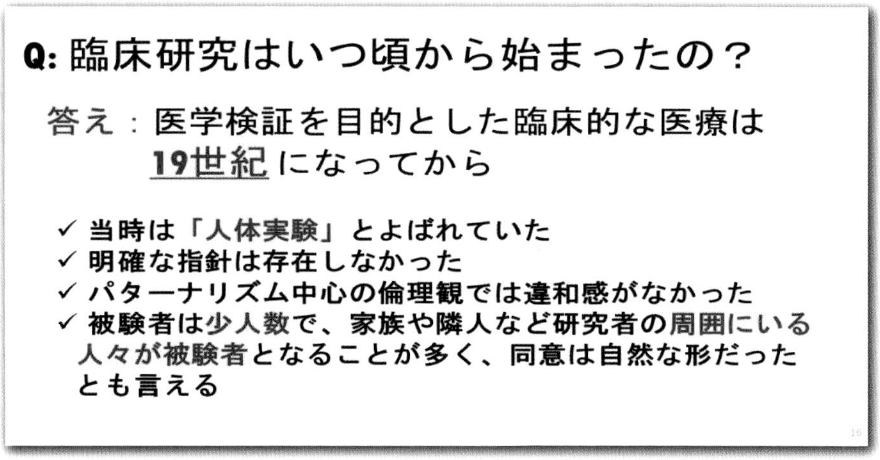

Q: 臨床研究はいつ頃から始まったの？

答え：医学検証を目的とした臨床的な医療は
19世紀になってから

✓ 当時は「人体実験」とよばれていた
✓ 明確な指針は存在しなかった
✓ パターナリズム中心の倫理観では違和感がなかった
✓ 被験者は少人数で、家族や隣人など研究者の周囲にいる
　人々が被験者となることが多く、同意は自然な形だった
　とも言える

図11

(浅野先生) では、当初からいろいろトラブルがあったのでしょうか？

（講師）最初は大きな問題は起きていません。**パターナリズム**[*(2)]が倫理の中心でしたので、被験者は少人数で家族や隣人など研究者の周囲の人々が主で、被験者になることの同意は自然な形で得られていたと思います。パターナリズムは、医療現場においても、1970年代初頭に**エリオット・フリードソン**が"医者と患者の権力関係"を「パターナリズム」として報告したことからパターナリズムが社会的問題として喚起されるようになりました[文献(7)]。現在は、「患者の利益か、患者の自己決定の自由かの環境」が誕生し、**医療現場ではインフォームド・コンセントが成長し**、重視するようになりました[文献(8)]。

文献(7) エリオット・フリードソン著，進藤雄三・宝月　誠 訳：医療と専門家支配. 恒星社厚生閣，1992.

文献(8) 町野 朔：【医師と患者】B-2. インフォームド・コンセントの誕生と成長. 医の倫理の基礎知識 2018年版，日本医師会，2018.

https://www.med.or.jp/dl-med/doctor/member/kiso/b02.pdf

＊(2)「パターナリズム」：フリー百科事典ウィキペディア（Wikipedia）2023年7月15日（土）01：45

https://ja.wikipedia.org/wiki/%E3%83%91%E3%82%BF%E3%83%BC%E3%83%8A%E3%83%AA%E3%82%BA%E3%83%A0

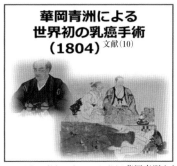

Q: 臨床研究はいつ頃から始まったの？

答え：医学が科学の一つとして発展を始めた**19世紀**になってから

ジェンナーによる
種痘の人体実験
(1797) 文献(9)

華岡青洲による
世界初の乳癌手術
(1804) 文献(10)

https://www.med.akita-u.ac.jp/~doubutu/matsuda/
kougi/JALASinOkayama/kougi/Jenner.html より

https://ja.wikipedia.org/wiki/華岡青洲より

図12

（講師）19世紀の歴史的に有名な人体実験としては、ジェンナーによる種痘の人体実験です^{文献(9)}。日本でも、19世紀、江戸時代に華岡青洲が実母の於継と妻の加恵が実験台になった麻酔薬について、数回にわたる人体実験の末、於継の死、加恵の失明という大きな犠牲の上に全身麻酔薬「通仙散」を完成させました。その麻酔薬を用いて、全身麻酔の下で乳がんの手術が行われました^{文献(10)}（**図12**）。このように始まった臨床研究、その後20世紀に入り急激に巨大化し、しばしば大量の被験者を要求するようになりました。こうなると研究者と被験者の個人的なつながりは薄れ、多くの被験者は研究者にとって名も知らぬ患者群となりました。そして、最大多数の最大幸福のために被験者が置き去りになる可能性が生じてきました（**図13**）。

文献(9)「種痘するジェンナー」秋田大学バイオサイエンス教育・研究サポートセンター動物実験部門：

https://www.med.akita-u.ac.jp/~doubutu/matsuda/kougi/JALASinOkayama/kougi/Jenner.html

文献(10)「華岡青洲」：フリー百科事典ウィキペディア（Wikipedia）2023年3月13日（月）09：02

https://ja.wikipedia.org/wiki/華岡青洲

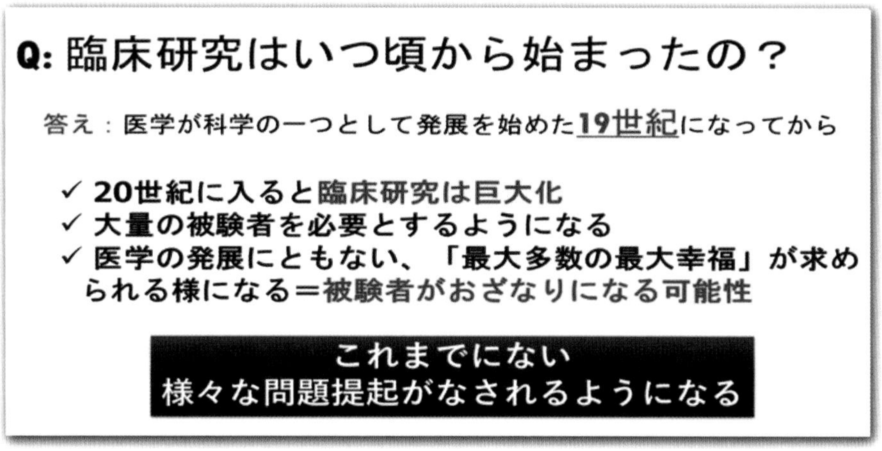

Q: 臨床研究はいつ頃から始まったの？

答え：医学が科学の一つとして発展を始めた<u>19世紀</u>になってから

✓ **20世紀に入ると臨床研究は巨大化**
✓ 大量の被験者を必要とするようになる
✓ 医学の発展にともない、「**最大多数の最大幸福**」が求められる様になる＝被験者がおざなりになる可能性

これまでにない
様々な問題提起がなされるようになる

図13

（浅野先生）質問してもいいでしょうか。では当時は、患者の意思確認などはなかったのでしょうか？

（講師）いいえ、実はすでに一部にはありました。つまり、**道義的な動きは幸いにも存在**していました。
　ここで、その1例をご紹介します。

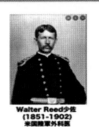

図14

（講師）アメリカの陸軍外科医 Walter Reed 先生は、1900 年頃に、黄熱病に対する病因と予防法を臨床研究で突き止め確立しました（**図14**）文献(11)。

　ここで提唱された研究倫理で特筆することは、「書面による本人の同意取得」を必要としたことです*(3), *(4)。但し、このような倫理性の高い研究は一部に限られ、普及には至りませんでした。

（浅野先生）いつの時代でも倫理性の高い方がおられるんですね。*その後は、自然に熟成していったのですか？*

文献(11) The National Museum of the United States Army ホームページ：

https://armyhistory.org/major-walter-reed-and-the-eradication-of-yellow-fever/

（注意）現在の同意書取得のプロセスについて：インフォームド・コンセントを得るプロセスは、『同意書への署名で始まり，かつ終わりではなく，計画書とそれへの参加の被験者に意味するすべてのことの「"注意深く口頭での説明"」』が必要とされています.

＊(3) 樋口範雄　監：WMA 医の倫理マニュアル．日本医師会発行　原著第3版.

https://www1.med.or.jp/dl-med/wma/mem/wma_mem_all.pdf

p.82, 83「注意深く口頭で説明しなければならない」

＊(4) 第5回内保連合宿討議　インフォームド・コンセントと法律．丸山英二（神戸大学大学院法学研究科）．

https://www2.kobe-u.ac.jp/~emaruyam/medical/Lecture/slides/150117naihoren4.pdf

　＊p.番号は、URL で表示されている内容でのページ番号です。

（講師）いいえ、残念ながらそうはいきませんでした。医学研究が大量の被験者を要求していたところへ第二次世界大戦が勃発しました。戦争にかかる最も有名な**非倫理研究**がナチス・ドイツによって行われました。ナチス・ドイツの戦争犯罪を裁いたニュルンベルク軍事裁判では、戦争裁判でありながら、ナチスの医師たちによる人体実験について第二次世界大戦後のニュルンベルク裁判の一環で「**医療裁判**」が行われました（**図15**）^{文献(12),(13)}。

（講師）この裁判で、ナチスへの罪状は「**人道への犯罪**」などで非常に重い罪が科せられています。この裁判で採択されたのが、「**ニュルンベルク綱領（1947年）**」^{文献(14)}で、内容の中心は、医学研究の被験者の**自己決定権確立**が出てきました。1964年の世界医師会で採択されたヘルシンキ宣言が、1975年のヘルシンキ東京宣言でインフォームド・コンセントへと進んでいきました。これから、医療倫理、臨床研究への道筋をたどって行きましょう。

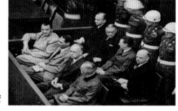

図15

文献(12)「ニュルンベルク裁判」：フリー百科事典ウィキペディア（Wikipedia）2023年7月19日（水）12：54

https://ja.wikipedia.org/wiki/ニュルンベルク裁判

文献(13)「ニュルンベルク継続裁判」：フリー百科事典ウィキペディア（Wikipedia）2021年9月15日（水）14：23

https://ja.wikipedia.org/wiki/ニュルンベルク継続裁判

文献(14)「ニュルンベルク綱領」：フリー百科事典ウィキペディア（Wikipedia）2022年11月28日（月）09：08

https://ja.wikipedia.org/wiki/ニュルンベルク綱領

（講師）「ニュルンベルク綱領」（図 16）^{文献(14)} は、医学研究における人体実験の必要性を認めつつ、「**容認できる人体実験とは何か**」を示した**世界初の倫理規範**です。全 10 項目のうち、第 1 項と第 9 項の二つは、自己決定権の概念を示しており、特に、注目されます^{文献(14)}。

図 16

文献(14)「ニュルンベルク綱領」：フリー百科事典ウィキペディア（Wikipedia）2022 年 11 月 28 日（月）09：08

https://ja.wikipedia.org/wiki/ニュルンベルク綱領

文献(15) ヘルシンキ宣言とは？人間を対象とした医学研究で遵守しなければならない倫理的原則について解説｜お役立ちコンテンツ｜アカリク

https://acaric.jp/articles/3130

この URL では，人間を対象とした研究倫理の歴史　ニュルンベルク綱領で 10 の要点が纏められています．また，ニュルンベルク綱領，ヘルシンキ宣言，ベルモント・レポート，研究倫理に則った研究活動，などの記載があります．

（樋口先生）質問です。東京女子医科大学の樋口です。暗い過去からの解決策として倫理観が構築されてきたんですね。これとヘルシンキ宣言との関係は、どうなっているのでしょうか？

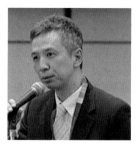

樋口　亮太先生

（講師）ニュルンベルク綱領を基準として、**1964年に、世界医師会が採択したヘルシンキ宣言（図17）**^{文献(16)}**で、研究を行うにあたって守るべき具体的な手続きを示しました。**この宣言は、世界中の医師会が集まった世界医師会で医師が作成したことがポイントです。そしてまた、この世界医師会が作成した規範は、いまでも人を対象とする研究の世界的な基本原則となっています。

ヘルシンキ宣言

治療的研究も対象

臨床研究に関する最初の国際的な倫理規範

- ➤ 1964年、世界医師会が採択
- ➤ 基本理念はニュルンベルク綱領を踏襲
- ➤ 治療的研究（臨床研究）も対象とした
- ➤ 医師たちが自ら作成
- ➤ 2013年までに9回の内容修正

図 17

（樋口先生）阿部先生、1964年とは、それなりに古いですね。もう50年以上前ですよ。

（講師）この宣言は、その後50年で時代の変化に合わせて9回の内容修正がされています。**ヘルシンキ宣言修正の中で、注目すべきなのは、「インフォームド・コンセント」の採択です。**1957年カリフォルニアでのある裁判で、**法理（裁判用語です）**として採用されたこの言葉は、**1975年にヘルシンキ宣言東京修正（図18）**^{文献(16)}**にて採択され、その後すべての国に紹介された経緯があります。

文献(16)「ヘルシンキ宣言」：フリー百科事典ウィキペディア（Wikipedia）2022年10月21日（金）15：17
https://ja.wikipedia.org/wiki/ヘルシンキ宣言
"被験者の利益への関心は常に科学と社会の利益より勝るべき". "インフォームド・コンセント"が基本原則へと進んだ.

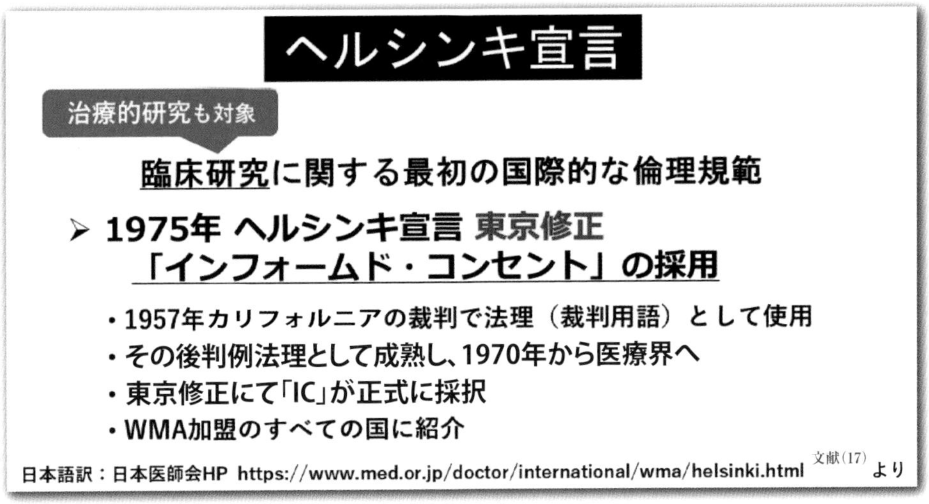

ヘルシンキ宣言

治療的研究も対象

臨床研究に関する最初の国際的な倫理規範

➤ **1975年 ヘルシンキ宣言 東京修正**
　　「インフォームド・コンセント」の採用

- 1957年カリフォルニアの裁判で法理（裁判用語）として使用
- その後判例法理として成熟し、1970年から医療界へ
- 東京修正にて「IC」が正式に採択
- WMA加盟のすべての国に紹介

日本語訳：日本医師会HP https://www.med.or.jp/doctor/international/wma/helsinki.html　文献(17) より

図18

（樋口先生）ヘルシンキ宣言の経緯は、分かりました。また、その後の社会の変化に合わせて改訂されたこともわかりました。そうすると、倫理規定はこれ一つでいいのではないでしょうか？　どうして、他の倫理規定や法律が併存しているのでしょうか？

（講師）その疑問、誰でも思うところですね。

文献(17)ヘルシンキ宣言（和文）日本医師会訳：WORLD MEDICAL ASSOCIATION ヘルシンキ宣言 人間を対象とする医学研究の倫理的原則.

https://www.med.or.jp/doctor/international/wma/helsinki.html

ヘルシンキ宣言は，全体として解釈されることを意図し，各項目は他のすべての関連項目を考慮に入れて適応されるべき．最新のヘルシンキ宣言改訂について，これまでの宣言の採択，修正の記載．WMA の宣言は主に意思に対して表明されたもの，さらに，人間を対象とする医学研究に関与する医師以外の人々に対してもこれらの諸原則の採用を推奨．

（講師）実はヘルシンキ宣言というのは、あくまで倫理原則なんです。
そして具体的な内容に落とし込まれていないともいえるので、これだけでは遵守しにくいところがありました。**指針であるので違反したときの法的拘束力がありません。**
そのあたりも必要ですが十分ではない点がありました（**図19**）。

　ですから、実は1964年に宣言された以降も、それまでに行われていた臨床研究が次々と発覚する事態に陥ったのです。

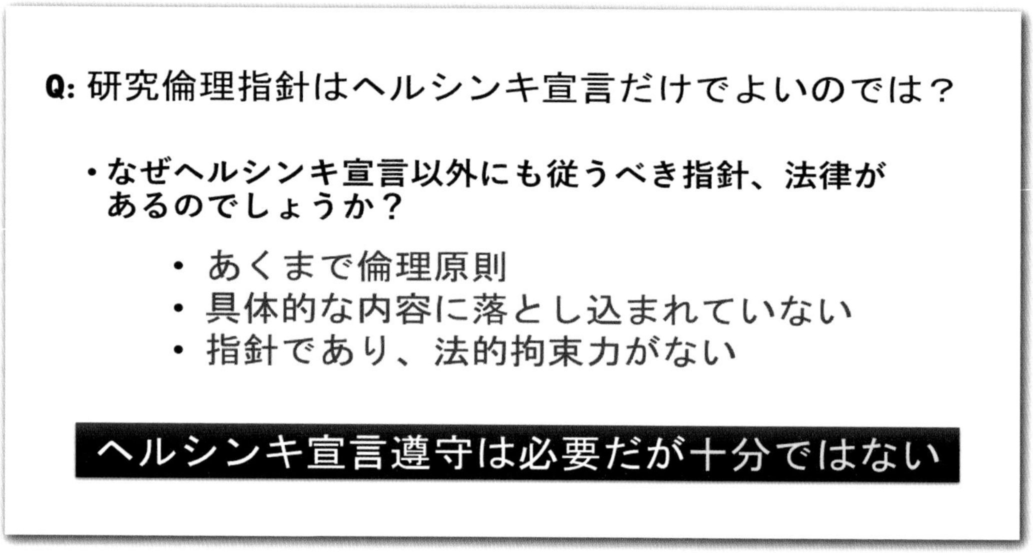

図19

（講師）特に世を騒がせたのがアラバマ州**タスキーギ梅毒研究**[文献(18)]です（**図20**）。

文献(18) タスキーギでの米国公衆衛生局梅毒研究：
https://www.cdc.gov/tuskegee/timeline.htm

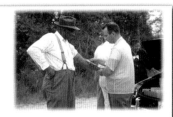

Tuskegee 梅毒実験
1932-1972

➢ **1972年にNew York Timesがスクープ**
➢ **黒人男性399人が梅毒罹患を知らされず**
➢ **積極的な治療を受けずに経過観察された**

最大多数の最大幸福のために説明を受けていない被験者が犠牲になる

タスキーギでの米国公衆衛生局梅毒研究　https://www.cdc.gov/tuskegee/timeline.htm ^{（文献18）}より

図20

（講師）梅毒に罹患した黒人住民を無治療とし、自然経過を観察するというものでした。さらに、有効な治療薬ペニシリンが入手可能になっても与えませんでした。

（樋口先生）なるほど、実はヘルシンキ宣言が発出されてもそれだけでは問題解決に至らなかった事実があったんですね。それで更にいろいろな決まりが増えたわけですね。

（講師）これらのスキャンダル*(5)によって、ヘルシンキ宣言は倫理の根幹だが、これだけではだめだ！ということになったんです。アメリカではついに医学研究倫理が連邦議会に持ち込まれ、激しい論争の末、1974年、国家研究法*(6) として法規制がなされました*(7)、そして日本でも平成29年に臨床研究法が公布されました*(8)。国家研究法では、臨床研究を実施する機関にIRB*(9)の設置を義務づけました。

文献（18）タスキーギでの米国公衆衛生局梅毒研究：タスキーギでの梅毒研究年表.

https://www.cdc.gov/tuskegee/timeline.htm

＊（5）タスキーギ梅毒実験とは何か？：

https://www.bing.com/search?q=%E3%82%BF%E3%82%B9%E3%82%AD%E3%83%BC%E3%82
%AE%E6%A2%85%E6%AF%92%E5%AE%9F%E9%A8%93%E3%81%A8%E3%81%AF%E4%BD
%95%E3%81%8B%EF%BC%9F

＊（6）簗瀬　誠：国家研究法の（ヘルシンキ宣言、ベルモント・レポートも含め）わかりやすい説明．臨床研究の倫理　第2回　「倫理原則と発表倫理」．作業療法 34：142-151, 2015.

https://www.jaot.or.jp/files/page/wp-content/uploads/2010/08/practice-lecture-34-2-4

＊（7）栗原千絵子：米国における臨床試験規制と研究対象者保護規制．臨床評価 45：455-480, 2017.

http://cont.o.oo7.jp/45_2/p455-80.pdf

＊(8) e-Gov 法令検索　平成 29 年法律第 16 号　最終改正：令和 4 年 6 月 17 日法律第 68 号

https://elaws.e-gov.go.jp/document?lawid=429AC0000000016

＊(9) IRB とは？　「治験審査委員会」：フリー百科事典ウィキペディア（Wikipedia）2019 年 6 月 8 日（土）14：08

https://ja.wikipedia.org/wiki/治験審査委員会

（講師）そして同時に作られた委員会により、ヘルシンキ宣言よりもう少し具体的なガイドラインとして、通称、ベルモント・レポート（図21）が発表されました[文献(19)]。

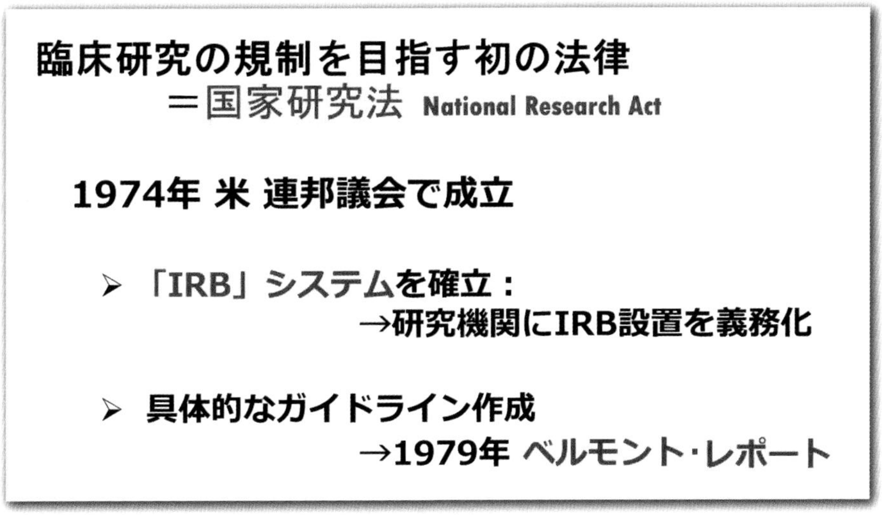

図21

（講師）ベルモント・レポートは、煩雑だったそれまでの綱領の欠点を克服し、必要かつ十分な判断基準を提示するものでした。ベルモント・レポートは、具体的には2つあります。研究に関する責任の所在を明らかにするため、研究と診療は明確に区別されるべき、としました（図22）。

文献(19)「ベルモント・レポート」：フリー百科事典ウィキペディア（Wikipedia）2023年2月12日01：44
https://ja.wikipedia.org/wiki/ベルモント・レポート

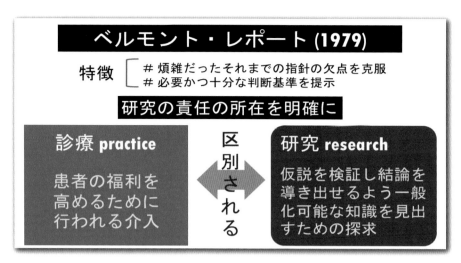

図22

（講師）そして2つ目として、**倫理規範をわずか3つの原則に**、すなわち、「**人格の尊重**」、「**善行**」、「**正義**」にまで凝縮しました。そして、それぞれは、「**インフォームド・コンセントの確保**」、「**危険性と利益の評価**」、「**被験者の公平な選抜**」として具体的に指針を示しました（**図23**）。

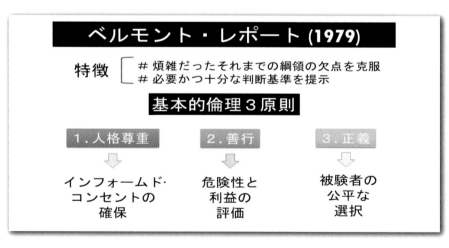

図23

（講師）こうして、**ヘルシンキ宣言**を根幹として具体性をもたせたガイドラインが追加され、さらに法的整備がなされ、それを遵守することが求められているわけです。

（樋口先生）ヘルシンキ宣言だけでなく他の規範の意味や法律の遵守の必要性がよく理解できました。では、日本で臨床研究をするには、具体的に何を守るべきでしょうか（図24）。

> **Q：** では、日本で臨床研究するには、具体的に何を守るべきでしょうか？
>
> ・**遅ればせながら**、日本でも諸規制・法令が作成されました
> ・日本で行うなら、**日本の決まり**に従う必要があります
> ・そして**臨床研究の「種類」によって規則が違います**

図24

（講師）ご存じのとおり、臨床研究にはいろいろな種類があります。

　観察研究か、介入研究か、そして介入にも治験と非治験があり、そして未承認薬研究である特定臨床研究[10]か、遺伝子治療、再生医療関連か。具体的には申しませんが、それらにあわせて、国内で用意された指針と法律が適応されます[11]。

＊(10) 特定臨床研究とは：

http://www.hosp.u-toyama.ac.jp/tiken/specific/research/

＊(11) 法律と指針の違い：罰則は，法律（政令・条例を含む）で定められている，指針は，具体的な計画策定や対策の実施などの行政目的を達成しようとする場合のよりどころやガイドラインなどで，法律ではない．法令，基準，ガイドライン，ガイダンスの違い．

https://sustainablejapan.jp/2017/02/07/law-standard-guideline-guidance/25460

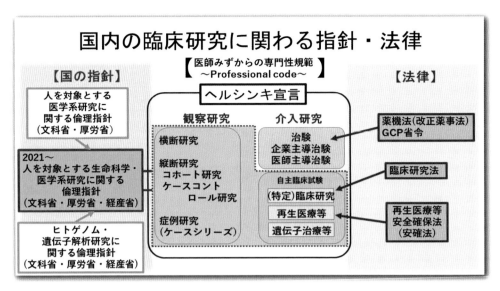

図25

（講師）ここでまとめてみましょう。まず指針ですが、国内では昨年一本化され、**治験を除く臨床研究に適応**されます。一方、**法律は介入研究に適応**されました。被験者に、より影響のある介入研究には最低限の法規制（罰則）が必要と考えられたからです。各研究に合わせた法律が制定されていますが、**すべての研究にはヘルシンキ宣言の遵守が原理原則**になっています。

　なお、**図25**での観察研究と介入研究、縦断研究やコホート研究の違いについては、参考資料*(1), *(12), *(13)で記載しました。ヘルシンキ宣言は医師自らの**専門性規範**（Professional code）として最大範囲の倫理原則なのです。ヘルシンキ宣言の立ち位置がわかっていただけたかと思います。

(樋口先生) なるほど。良くわかりました。

＊（1）臨床研究の種類（CTR 慶應義塾大学病院臨床研究推進センター）

https://www.ctr.hosp.keio.ac.jp/patients/about/kind_clinical.html

＊（12）横断的研究とは？　縦断的研究やコホート研究との違いやメリット・デメリットとともに紹介｜お役立ちコンテンツ｜アカリク.

https://acaric.jp/articles/3190

＊（13）「介入研究」と「観察研究」の違いとは？　分かりやすく解釈.

https://meaning-dictionary.com/%e3%80%8c%e4%bb%8b%e5%85%a5%e7%a0%94%e7%a9%b6%e3%80%8d%e3%81%a8%e3%80%8c%e8%a6%b3%e5%af%9f%e7%a0%94%e7%a9%b6%e3%80%8d%e3%81%ae%e9%81%95%e3%81%84%e3%81%a8%e3%81%af%ef%bc%9f%e5%88%86%e3%81%8b%e3%82%8a/

（モデレーター）いかがでしょうか。それではもう一度、QRコード
で、質問に対してお答えしていただきたいと思います（**図26**）。

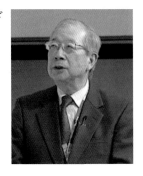

アンケートアナライザーテスト

設問.「ヘルシンキ宣言」作成の経緯と意味について、どの程度知っていますか？
1. 名前も聞いたことがない
2. 名前は知っているが、作成の経緯は説明できない
3. 作成の経緯を少しだけ説明できる
4. 作成の経緯をある程度説明できる
5. 作成の経緯をある程度説明でき、その意味も理解している

図26

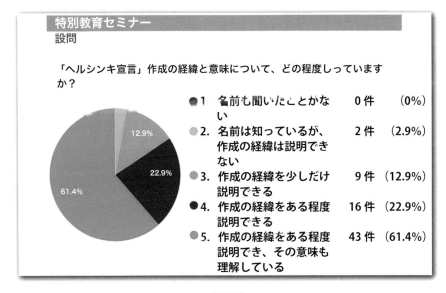

特別教育セミナー
設問

「ヘルシンキ宣言」作成の経緯と意味について、どの程度しっていますか？

● 1 名前も聞いたことかない　　　0件　（0％）
● 2. 名前は知っているが、作成の経緯は説明できない　　　2件　（2.9％）
● 3. 作成の経緯を少しだけ説明できる　　　9件　（12.9％）
● 4. 作成の経緯をある程度説明できる　　　16件　（22.9％）
● 5. 作成の経緯をある程度説明でき、その意味も理解している　　　43件　（61.4％）

12.9%
22.9%
61.4%

図27

（モデレーター）5番、4番と増えてきましたね。講義前の調査では、5、4番とあわせ
て、**認知度が9％であった**のが、本講義終了時の調査では、**80％を超えて**、ある程度説
明できるようになったということで、大変よく、「**ヘルシンキ宣言**」を理解していただい
たかと思います（**図27**）。

パート2　ナラティブと共役

講師：本間祐樹
モデレーター：伊佐地秀司

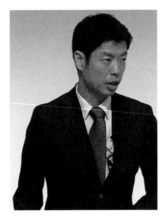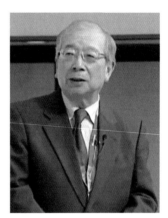

本間　祐樹先生　　　　　　　伊佐地　秀司先生

（モデレーター）続きまして2番バッターに移りたいと思います。次は、本間先生から「**ナラティブと共役**」についてお話しいただきます。皆さん、あまり聞きなれないテーマだと思いますけど、本間先生よろしくお願いします。

（講師）よろしくお願いします。横浜市立大学の本間と申します。ナラティブという言葉を聞いたこともない方も多いと思います。

ナラティブと共役

横浜市立大学　消化器・腫瘍外科
本間　祐樹

図1

（モデレーター）はい、それでは、ここで、**ナラティブ・メディスン**についての設問（**図2**）に、皆さんお答えください。

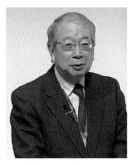

伊佐地　秀司先生

図2

（モデレーター）結果が出ました。6割が全く知らない、聞いたこともあるがほとんど知らないを合わせると、**8割がほとんど知らない**という事になりますね（**図3**）。

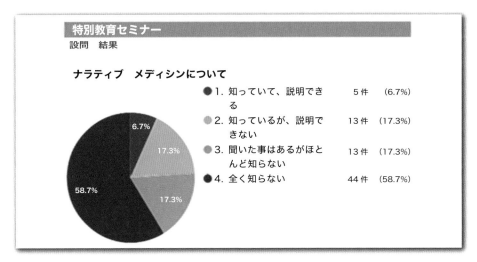

図3

【ナラティブの実際】

（講師）ありがとうございます。では、"ナラティブの実際"について説明したいと思います。ナラティブは、日本語で"物語"と訳されますけれども、**物語**という言葉には、同じ英単語にストーリーがあります。ただ、ナラティブはストーリーとは少し異なります。

Narrative では、主人公は語り手自身で、その語る内容も語る時間、場所、状況によって変化していきます。さらにそれはエンディングがなく物語はずっと続いて行きます[文献(1)]（**図4**）。

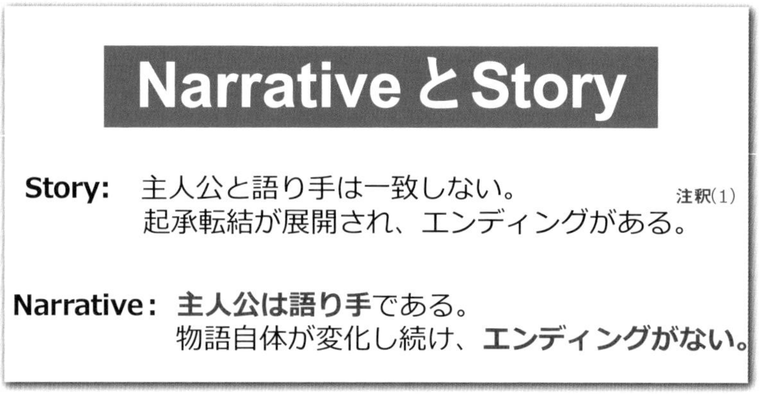

図4

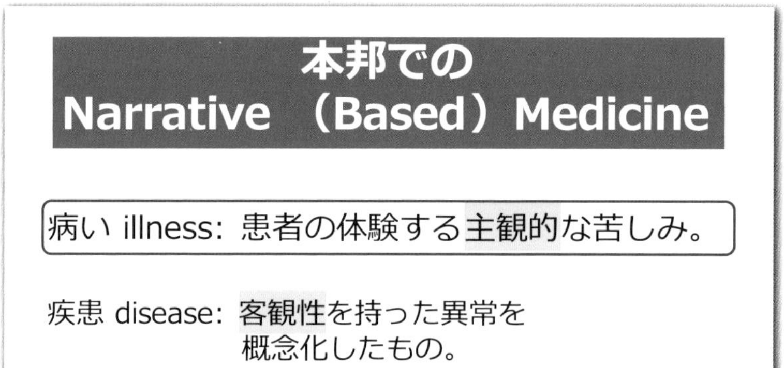

図5

（講師）日本では、このナラティブを応用した**ナラティブメディスン**はまず病気を二つに分けて考えます。つまり、病気自体を患者さんが主体的に経験する「**病い illness**」とデータや客観的な所見を基にした「**疾患 disease**」とに分けます。そして、ナラティブメディシンは一般的に「**病い illness**」に主眼を置いて取り組む姿勢の事を指します[文献(2)～(6)]（**図5**）。

文献（1）kaonavi 人事用語集，ナラティブとは？「意味を分かりやすく」からストーリー：
https://www.kaonavi.jp/dictionary/narrative/

文献（2）北澤京子：なぜ今，ナラティブなのか．
https://works.medical.nikkeibp.co.jp/articles/4155/

文献（3）斎藤清二，岸本寛史：ナラティブ・ベイスト・メディスンの実践．金剛出版，2003.

文献（4）斎藤清二：医療におけるナラティブ・アプローチの最新状況．日内会誌 108：1463-1468，2019.

文献（5）ナース専科．ナラティヴとは｜ナラティヴと看護の接点
https://knowledge.nurse-senka.jp/226702

文献（6）宮坂道夫：医療倫理学の方法　原則・ナラティヴ・手順　第 3 版．医学書院，2016.

注釈（1）起承転結：起床転結とは起：事実や出来事を述べる，承は，起で述べたことに関することを解説し，その感想，意見を述べる，転：「起承」とは関係のない別のことがらを持ち出す（ヤマ場にもっていく転化），結：全体を関連付けしめくくる．起承転結で記載にする文章のスタイルは、日本の初等，中等教育の段階までに教わるが，英語圏ではパラグラフ・ライティング（序論、本論、結論）で書く文章が一般的である．
https://ja.wikipedia.org/wiki/%E8%B5%B7%E6%89%BF%E8%BB%A2%E7%B5%90

モデルケース

50歳代　男性

診断：　遠位胆管癌^{注釈(2)}

黄疸を主訴精査を行い、切除が可能な遠位胆管癌と診断。 紹介状には手術を勧めたが、患者は手術に関しては消極的であった。

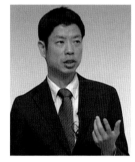

本間　祐樹先生

図6

（講師）これだけではよくわからないと思うので**実例のモデルを用意しました**（**図6**）。会場の先生方にも現場ではどのような対応をするか考えてみてもらいたいと思います。

（講師）患者は、50歳台の男性で会社員として働いています。黄疸を主訴で、他院を受診され、切除可能な**遠位胆管癌**^{注釈(2)}と診断されました。前医には、手術を勧められたみたいですが、詳細は不明ながら、患者さんは手術に否定的であったようです。しかし、前医は、専門医の話を聞くべきと説得し、がん専門病院に紹介したとの経緯です。

注釈(2) 遠位胆管癌とは：遠位胆管は胆嚢管合流部（実際には左右肝管合流部から十二指腸に貫入するまでを2等分した部分）より十二指腸側の肝外胆管に位置する腫瘍．日本肝胆膵外科学会編：臨床・病理　胆道癌取扱い規約　第7版．金原出版，2021．

http://www.jshbps.jp/modules/public/index.php?content_id=9

（日本肝胆膵外科学会のホームページからも遠位胆管の位置が確認できます）

（講師）このような患者に対して皆さんはどのように対応するでしょうか？

（モデレーター）そうですね。日常診療で遭遇することが多いタイプの患者さんですが、会場の先生方で経験のある方はおられますか？

（三澤先生）帝京大学外科の三澤と申します。
手術可能な遠位胆管癌ですから、標準治療としての手術をお勧めします。その際には、手術を受けた場合と受けなかった場合の5年生存率などを伝えます。
　また、胆道癌診療ガイドライン^{文献(7)}などをもとにして、できる限りのエビデンスをお伝えするようにしています。

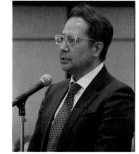

三澤　健之先生

文献(7) 日本肝胆膵外科学会　胆道癌診療ガイドライン作成委員会編：エビデンスに基づいた胆道癌診療ガイドライン　改訂第3版．医学図書出版，2019．

（講師）ありがとうございました。エビデンスやガイドラインを基に、医師が患者さんに説明しますよね。しかしこの<u>ナラティブを意識して診察をした場合、どのようになるかを</u>、私が患者役、モデレータの伊佐地先生が医師役となってお見せしたいと思います。

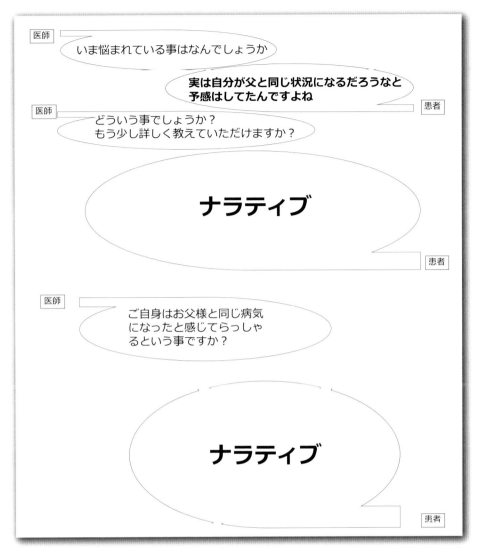

図7

【ナラティブ実演】（図7）

［医師役（モデレーター）］今悩まれている事はなんでしょうか。

［患者役（講師）］父と同じ状況になるだろうな、と予感はしてました。

［医師役（モデレーター）］どういう事でしょうか？

［患者役（講師）］父は肝臓を患って亡くなりました。元々酒が大好きでかなりの量を飲んでいました。医者からは控えるように言われてたんですけど……。だんだん顔も黄色くなっていき、お腹も膨れてきました。私が大学時代に、近くの医者から市民病院を紹

介された時はもう手遅れで、肝臓癌もできていたみたいです。その時、黄疸^{注釈(3)}がでたら良くなる事は無いし、治療法もないと医者から言われました。実際その通りで病院受診して半年後に亡くなりました。

　私は、結婚して子供ができて、父のようにならないようにと人一倍健康には気を使っていました。酒も会社の飲み会くらいにし、食事も気をつけていました。去年までは健康診断は全部Ａ判定で自慢していました。**それが妻から最近顔が黄色くないかと言われたときは「まさか〜」、と思いましたけど。**

注釈(3)　黄疸とは：胆管癌や胆管結石を原因として胆汁の十二指腸への流出が阻害される事による閉塞性黄疸と，ウイルス性肝炎やアルコール性肝炎から肝硬変，肝不全となり黄疸が進む場合がある．他にも原因としては溶血や体質性、劇症肝炎などがある．
https://ja.wikipedia.org/wiki/%E9%BB%84%E7%96%B8

【モデルケースの解説】

　本モデルケースでは、遠位胆管癌を原因として閉塞性黄疸を引き起こしている。患者の父はアルコール性肝炎をベースとして黄疸が起こっており、全く成因が異なるが、患者はそれを混同している。

［医師役（モデレーター）］では、お父様と同じ病気になったと感じてらっしゃるという事ですか？

［患者役（講師）］前の病院で黄疸がでていると言われました。父と同じで、数ヵ月の命かと覚悟しました。内科の先生はステントを入れればよくなるって言われましたがまだ黄疸が残っています。おそらく癌が原因と言われて……。前の病院の先生は手術できるといってましたが、父の時は黄疸がでたら手術は無理といわれていました。子供も去年大学を卒業したので、僕に何かあってももう大丈夫かな〜、なんて入院中考えていました。

（講師）さあ、こんなやり取りをみて、三澤先生、どの様に感じましたか？

（三澤先生）そうですね。患者さん自身のストーリーを語って頂くわけですから、話が長くなってしまい、忙しい日常診療ではちょっと難しいと感じました。

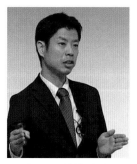

本間　祐樹先生

（講師）他にはどんなことを感じましたか？

(三澤先生) 自分が患者の立場になって聞き入ってしまう、感情移入してしまう、ということがあるかと思いました。

(講師) ありがとうございます。それこそがナラティブの特徴だと言えます。
ここで、**ナラティブの特徴**をみていきましょう（**図8**）。

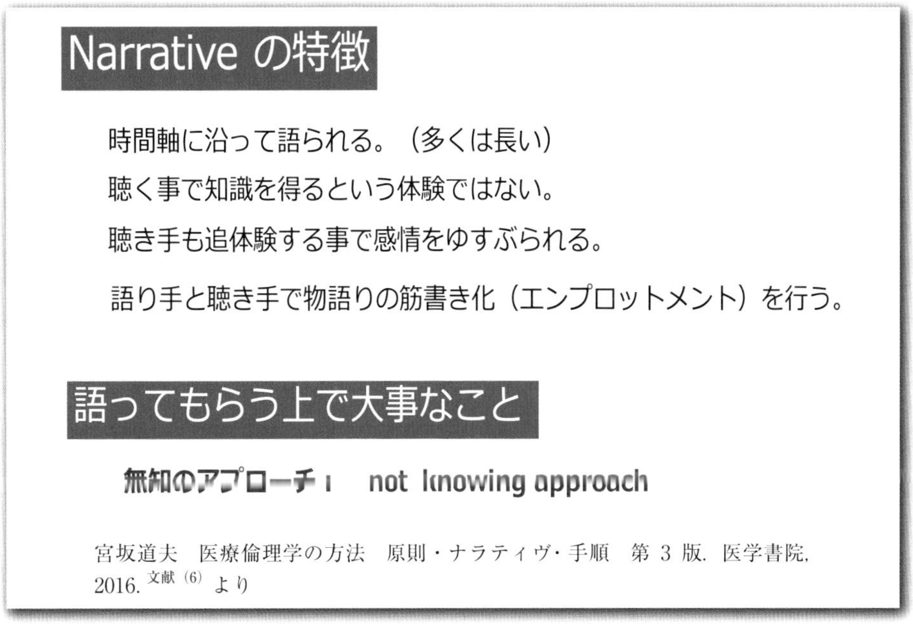

Narrative の特徴

時間軸に沿って語られる。（多くは長い）

聴く事で知識を得るという体験ではない。

聴き手も追体験する事で感情をゆすぶられる。

語り手と聴き手で物語りの筋書き化（エンプロットメント）を行う。

語ってもらう上で大事なこと

無知のアプローチ：　not knowing approach

宮坂道夫　医療倫理学の方法　原則・ナラティヴ・手順　第 3 版. 医学書院, 2016.文献(6) より

図8

(講師) 患者から自分の「病い」をどのようにとらえているかを聴く事が**ナラティブの始まり**になります。その特徴は ① 時間軸に沿って長く語られる。② 知識を得るという事ではない。③ 聴き手の感情に訴えかける。そして、④ 語り手と聞き手で物語りをどのように理解しているかを確かめあいます。このことを**筋書き化**とも呼びます文献(8)。このケースの場合、患者本人は黄疸が出たことから父親と同じ状況に置かれていると感じている事を双方で確かめあう事になります。最初に語ってもらう上で大事な事は、あなたの「病い」の事は何もしらないので教えて下さいという**無知のアプローチ**です文献(9)（**図8**）。

(講師) さて、三澤先生、度々申し訳ありませんが、こういった長いアプローチの後で先生なら、どの様に患者さんに声をかけてあげますか？

(三澤先生) はい。ポイントは、この患者さんが自分と父親の黄疸の原因が同じであると勘違いしていることです。ですから、原因は全く別であることから説明します。

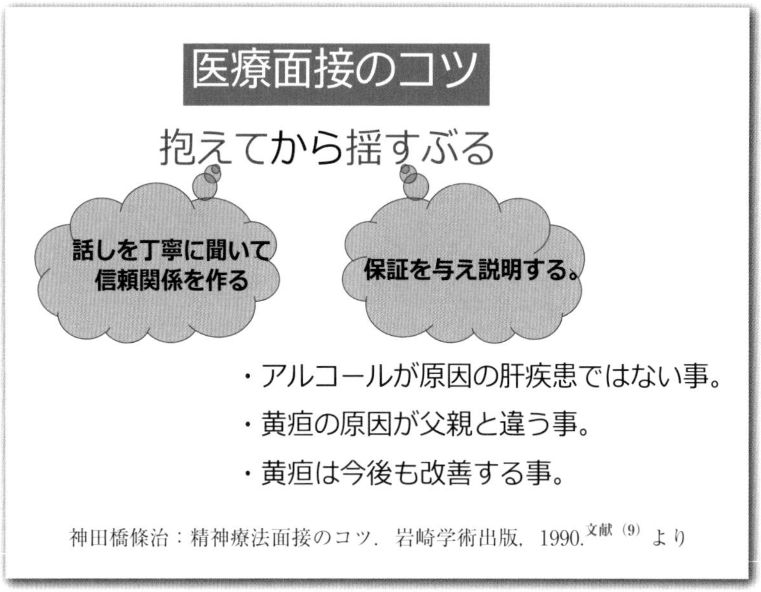

神田橋條治：精神療法面接のコツ．岩崎学術出版，1990.文献(9)より

図９

（講師）まさにその通りですね。患者の**物語りを聴いて**、我々が**次に何をすればよいか**です。それは手術を勧める事ではなくて、まず安心してもらう事ですね。

医療面接のコツは「**抱えてから揺すぶる**」です文献(9)。抱えるとは話を丁寧に聞いて信頼関係を作る事。揺すぶるとは保証を与え説明をすることだと述べています(**図９**)。このケースではアルコールが原因の黄疸ではない、父親とは違うという事をハッキリ伝える必要があります。しかもその黄疸は改善の見込みがある事を説明し、安心してもらう事が必要です文献(10)。

文献(6) 宮坂道夫：医療倫理学の方法　原則・ナラティヴ・手順　第３版．医学書院，2016.
文献(8) 斎藤清二：医療におけるナラティブとエビデンス　対立から調和へ．遠見書房，2012.
文献(9) 神田橋條治：精神療法面接のコツ．岩崎学術出版社，1990.
文献(10) 斎藤清二：はじめての医療面接　コミュニケーション技法とその学び方．医学書院，2000.

【ナラティブの不調和】

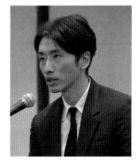

澁谷　誠先生

(澁谷先生) 帝京大学の澁谷です。今の説明でとてもよく分かったのですが、**ナラティブアプローチを実践する上で、どうしても患者と医師の意向が食い違ってしまうことがあると思うのですが…**。

（モデレーター）今、大変良い質問がありました。**医療側のナラティブと患者側のナラティブが一致しない**。そんなに珍しいことではないと思います。どうすればよいのでしょう。

（講師）ご質問ありがとうございます。医療者と患者のナラティブ（意向）が食い違いを続けることを**ナラティブの不調和**と呼びます。ここで、**再度モデルケースを用意しました**。

（講師）**患者は、30歳代の女性で根治可能な直腸がんの方で、根治には人工肛門が必要な状況**です。医療者としては若年であるからこそより根治性の高い治療法を選択したいと考えています。しかし患者さんは仕事でモデルをしていてどうしても人工肛門は受け入れ難いと考えています。手術以外の治療法を希望され、お互い（医師と患者）の意向が食い違っています。**医師はエビデンスやガイドラインに基づいた治療法を望みますが、患者の病いの物語りは患者自身が生まれてから現在までの人生の大きな物語りの1部にしかすぎません**。

（講師）この異なる二者の意向の橋渡しをすることを「**ナラティブの共役**」と呼びます（図10）。
　そして、食い違い続けるナラティブを共役[注釈(4)]する手順としては事実関係や意向の把握、論点の整理をしたうえで対話、議論を行い、意思決定をします（図11）。

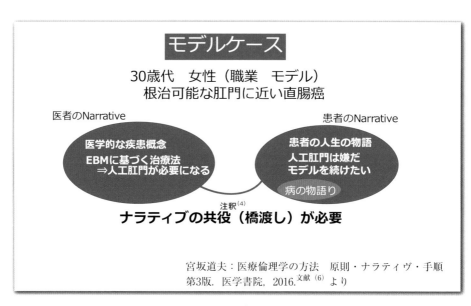

図10　モデルケース

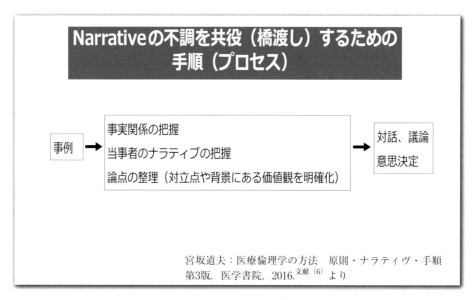

図11　Narrative の不調を共役する手順

注釈⑷　共役：2つのものがセットになって結びついていること．以前は共軛と書かれていたが，常用漢字表外であったため音読みが同じ「役」で代用された．軛とは人力車や馬車において2本の梶棒を結び付けて同時に動かすための棒．

https://ja.wikipedia.org/wiki/%E5%85%B1%E5%BD%B9

文献⑹　宮坂道夫：医療倫理学の方法　原則・ナラティヴ・手順　第3版．医学書院，2016.

（澁谷先生）対話や議論を行って意思決定する、ということはわかりますが、これは患者と医師だけで行ってよいものでしょうか？　例えば、患者の家族の意向はどうなるのでしょうか？

（講師）もちろん、家族の意向は重要です。家族もまたそれぞれに意向が異なることがありますから、参加すべきです。では、逆に医療者側は医師のみの参加で良いと思いますか？

（澁谷先生）このケースはストーマが問題となっているので**皮膚・排泄ケア認定看護師**注釈(5)や**医療ソーシャルワーカー（MSW：Medical Social Worker)**注釈(6)にも参加してもらいたいと思います。

（講師）まさにその通りですね。ここで、宮坂道夫先生の臨床倫理検討シート文献(6)をご覧ください（**図12**）。

宮坂道夫先生の臨床倫理検討シート

	現状の問題をどうとらえているか	望んでいる事その実現法	受け入れがたいことその回避	背景にある事情価値観
患者	直腸癌で手術可能	仕事を続けたい	人工肛門	小さい頃からの夢
両親	直腸癌で手術可能	治して欲しい	癌の遺残	子を想う気持ち
妹	直腸癌で手術可能	姉の希望を尊重	？	姉妹としての気持ち
主治医	直腸癌で手術可能	根治性の高い治療	癌の遺残	エビデンス
20歳代ナース	直腸癌で手術可能	**仕事と治療の両立**	？	女性としての立場
50歳代MSW	直腸癌で手術可能	根治性の高い治療	？	医療資源をうまく活用してほしい
ナラティブの不調和を解消する方法、対話の計画				

宮坂道夫：医療倫理学の方法　原則・ナラティヴ・手順　第3版．医学書院．2016.文献（6）より

図12

（講師）この**臨床倫理検討シート**には、**患者、医師だけでなく、家族も複数名あります。**家族、例えば両親の意向と兄弟の意向が食い違う可能性もありますよね。スタッフも、**ナースや皮膚・排泄ケア認定看護師**[注釈(5)]、**MSM（医療ソーシャルワーカー)**[注釈(6)]なども

いれて現在の問題をどのように捉えているか、望み、受け入れがたい事とその背景にある思いをまとめています。その上で時間と場所を変えて、ナラティブの不調和を解消するための対話の場を何回でも設定します。他にも形は違いますが様々なシートがあり、インターネットでもダウンロードできます[文献(11)]。

文献(6) 宮坂道夫：医療倫理学の方法　原則・ナラティヴ・手順　第3版. 医学書院，2016.

文献(11) 臨床倫理検討シート（2018年7月改訂シート）：

http://www.clinicalethics.ne.jp/cleth-prj/worksheet/

（臨床倫理ネットワーク日本のホームページから臨床倫理検討シートがダウンロードできます）

注釈(5) 皮膚・排泄ケア認定看護師について：以前はWOC認定看護師と呼ばれていた．Wound（創傷）、Ostomy（人工肛門，人工膀胱），失禁（inContinence）のケアの実践だけでなく，医師や他の看護師からの相談を受けたり，ケア方法などについて指導する役割を担う．ストーマ（人工肛門）を造る手術を控えている方の不安が軽減できるような説明や指導も行っている（日本創傷・オストミー・失禁管理学会）．

https://jwocm.org/public/nurse/

注釈(6) MSW: Medical Social Worker（医療ソーシャルワーカーとは）：保険医療機関の場におけるソーシャルワーカーです．患者が抱える問題を解決する為に様々な支援をします．患者や家族との信頼関係を築きながら問題を把握し整理・検討をして行きます．患者の主体性を尊重しプライバシーを保護し，医療機関の受診に関する相談を受けたら医師のもとに援助を行います．

https://kaigoworker.jp/column/429/

更新日：2023年03月31日　公開日：2021年08月16日

（講師）モデルケースの解説をしてみます。患者は、**直腸癌と診断**され、手術が可能と診断された場合は、切除を行う事で高い生存率が期待されます＊(1), ＊(2)。肛門に近い腫瘍の場合は**人工肛門を造設**する場合もあり、通常は左右どちらかの側腹部に腸を挙上します。この場合では、便を溜めるパウチの処置などが必要となります。本ケースの場合は患者の職業上、整容性注釈(7)の面から人工肛門が受け入れ難いと感じています。**医師－患者だけでなく、ナースをはじめとした多数の職種が参加する対話の機会をもつ意義**を説明しました。

＊1　石黒めぐみ　監修：ブルーリボンキャンペーン（大腸がん疾患啓発活動）もっと知ってほしい大腸がんのこと.

https://www.cancernet.jp/brc/booklet

＊2　国立がん研究センター中央病院：大腸がんの部位別累積5年生存率；大腸がんのステージ（病期）について.

https://www.ncc.go.jp/jp/ncch/clinic/colorectal_surgery/160/index.html

注釈(7)　整容性：手術のがん切除などにより引き起こされる身体的な変形や凹みに対して、姿や形が整えることまたはその状態のことをいいます.

https://oncolo.jp/dictionary/cosmetic_result

（講師）では、実際に、医療者が患者や家族たちとの意見の一致を求めるにはどうするかに移りましょう。**図13**をご覧ください。

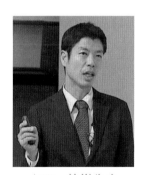

本間　祐樹先生

図13

（講師）実際に、皆様の施設でも同様の取り組みをなさっているところもあるのではないかと思います。われわれ医療者に求められていることは、**患者さんの利益の最大化**です。

（講師）しかし、そのためのアプローチが患者さんの意向と食い違っていないか、という点に敏感でなくてはいけません。さらに、**食い違い**があった場合、それを解決するための開かれた**対話**の場が用意されているか、**図 12** にお示ししたシートを用いながら検討する事が必要です。

【なぜナラティブが必要なのか】

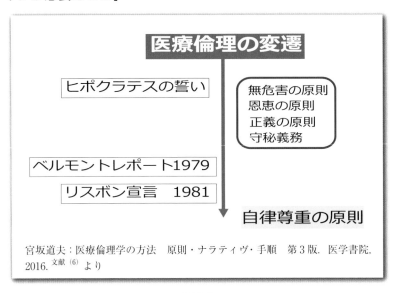

図 14

（講師）パート 1 の阿部先生の講義（page 58〜82）でもありましたように医療倫理[文献（12）、（13）]は変化しています。ヒポクラテスの誓いからベルモント・レポート[文献（14）]、リスボン宣言[文献（15）]をへて、自律尊重という大事な原則が加わりました（**図 14**）[文献（6）]。

文献(6) 宮坂道夫：医療倫理学の方法　原則・ナラティヴ・手順　第 3 版. 医学書院, 東京, 2016.

文献(12) Rendtorff JD：Basic ethical principles in European bioethics and biolaw：autonomy, dignity, integrity and vulnerability-towards a foundation of bioethics and biolaw. Med Health Care Philos 5：235-244, 2002.

文献(13) 「医療倫理」：フリー百科事典ウィキペディア（Wikipedia）2023 年 3 月 7 日（火）13：09 https://ja.wikipedia.org/wiki/医療倫理

文献(14) 「ベルモント・レポート」：フリー百科辞典ウィキペディア（Wikipedia）2023 年 2 月 12 日（日）01：44　https://ja.wikipedia.org/wiki/ベルモント・レポート

文献(15)　THE WORLD MEDICAL ASSOCIATION INC. WMA DECLARATION OF LISBON ON THE RIGHTS OF THE PATIENT 患者の権利に関する WMA リスボン宣言（日本医師会訳）： https://www.med.or.jp/dl-med/wma/lisbon_j.pdf

（講師）なお、文献6では医療倫理の4原則の説明を読むことができます。

　Wikipediaに記載された4原則は本稿での**米国型**にあたりますが、宮坂道夫先生の著書ではそれとは別に**欧州型**の4原則の説明が記載されています（**図15**）。

医療倫理の4原則 （米国型）	医療倫理の4原則 （欧州型）
	EU（欧州連合）の執行機関である欧州委員会への提言 Partners in the BIOMED‐Ⅱ Project:Basic Ethical Principles in Bioethics and Biolaw(1995-1998). The Barcelona Declaration. Policy Proposals to the European Commission.
自律尊重 無危害 恩恵 正義	自律性 尊厳性 脆弱性 不可侵性

宮坂道夫：医療倫理学の方法　原則・ナラティヴ・手順　第3版. 医学書院, 2016.[文献(6)] より、Rendtorff JD：Basic ethical principles in European bioethics and biolaw：autonomy, dignity, integrity and vulnerability—towards a foundation of bioethics and biolaw. Med Health Care philos. 5；235-244, 2002.[文献(12)] より

図15

（講師）専門家の間では、この自律尊重を加えた4原則を**米国型**と呼んでいます。一方、**欧州委員会**[文献(16)]では、この4原則ではカバーしきれない問題があるとの提言がなされ、**自律性、尊厳性、脆弱性**（ぜいじゃくせい）[注釈(8)]、**不可侵性**[注釈(9)]の4原則が大切であるとされました。これは**欧州型**と呼ばれています（**図15**）。

文献(6) 宮坂道夫：医療倫理学の方法　原則・ナラティヴ・手順　第3版. 医学書院, 2016.

文献(12) Rendtorff JD：Basic ethical principles in European bioethics and biolaw：autonomy, dignity, integrity and vulnerability-towards a foundation of bioethics and biolaw. Med Health Care Philos 5：235-244, 2002.

文献(16) 欧州委員会：欧州連合の政策執行機関. 「欧州委員会」：フリー百科事典ウィキペディア（Wikipedia）2023年4月28日（金）14：10　https://ja.wikipedia.org/wiki/欧州委員会

注釈(8) 脆弱：もろくて弱い事. また、その様.

https://dictionary.goo.ne.jp/word/%E8%84%86%E5%BC%B1/

注釈(9) 不可侵：おかすことができないこと. また、侵略を許さないこと.

https://dictionary.goo.ne.jp/word/%E4%B8%8D%E5%8F%AF%E4%BE%B5/

（堀先生）慶應義塾大学の堀と言います。欧州型の自律性や尊厳性はなんとなくわかるのですが、**脆弱性**というのはどういう意味でしょうか？

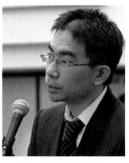

（講師）脆弱性が意味するところは、命あるものは弱い、さらに言えば、いつ病に倒れて終わりを迎えるかわからない、ということになります。

堀　周太郎先生

（堀先生）弱いからこそ、脆弱だからこそ大切にしなければならない、そういう意味でしょうか。

（講師）その通りです。病気になって弱まれば自律性も低下します。理解力、判断力、決断力も低下していきます。我々はより弱い存在に対し手を差し伸べて自律性を少しでも向上させてあげる必要があるということになります。

（堀先生）なるほど。もう一つ、この**不可侵性**とはどういうものでしょうか？

（講師）この不可侵性こそが本日お話ししたかったことになります。安易に侵してはならない、ということですがどの様なことが当てはまると思いますか？

（堀先生）例えば、遺伝子改変は安易に行ってはならない、そんなことを思いつきます。

（講師）そうですね。遺伝子治療の進歩によって、**遺伝子改変ベイビー**^{注釈(10)}が誕生したというニュースが数年前に大きな議論になりました。人間はそういったことに対して手を加えるべきではない。むしろ制限を加えるべきだ、というふうに議論されました。
　他にはどのようなことがあるでしょうか？

（堀先生）臨床に近いことであれば、例えば患者さんの人格であるとか、気持ちであるとか、そういったものを侵してはならない、ということでしょうか？

（講師）まさにその通りです。生命など尊厳性をもった存在には一貫性のある物語りがあり、それは尊重すべきであります。すなわち人生で経験した物語（ナラティブ）として語られうる患者さんの人生の一貫性も尊重すべきである、という考えです（**図16**）。言い換えると医師の一方的な思いで治療を選択して患者さんの人生の物語りを壊してはならないともいえます。この点について、"ナラティブ・メディスンが医療の在り方を変える"とも言われています^{文献(6), (8)}。

不可侵性（Integrity）

人間（医療者）が介入・改変すべきでない生命の核心部分を保護すべきであるという、原則。

遺伝子医療などの発達に対し、改変すべきでない条件をさだめるべきであるという内容。

尊厳をもった存在（患者）には何らかの生の一貫性・統合性があり、それを尊重すべきである。
すなわち人生で経験した物語（ナラティブ）として語られうる一貫性も尊重すべきである。

図16

文献(6) 宮坂道夫：医療倫理学の方法　原則・ナラティヴ・手順　第3版. 医学書院, 2016.

文献(8) 斎藤清二：医療におけるナラティブとエビデンス　対立から調和へ. 遠見書房, 2012.

注釈(10)「デザイナーベビー」：フリー百科事典ウィキペディア（Wikipedia）2023年6月9日（金）20：11　https://ja.wikipedia.org/wiki/デザイナーベビー

（講師）本日、私がお話しさせていただいたことを纏めてみますと、**図17**に示すような3つになります。一つ目はnarrative based medicineとは実際どのようなものなのか、二つ目は患者さんと医療者の意向が食い違った時、我々がしなければならないプロセスについて、三つ目はなぜ我々は今ナラティブを大切にしなければいけないのか、以上3点についてお話しさせて頂きました。

まとめ

① **Narrative (based) Medicine の実際**

② **Narrative の不調和（患者と医療者の意向の食い違い）が起こった時に求められるプロセス**

③ **何故、医療者はNarrativeを大切にしなければならないのか**

図17

（モデレーター）本間先生、ありがとうございました。それではもう一度、設問をいたしたいと思います。QRコードでの設問の番号にお答えください（図18）。

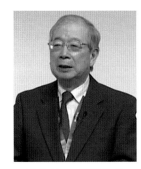

伊佐地　秀司先生

図18

（モデレーター）知っていて説明ができる、は一気に増えました。9割です（図19）。

これは効果的でしたね！　私もこの「ナラティブと共役」というのは実は初めて耳にしたので大変に勉強させていただき、本当によくわかりました。どうもありがとうございました。

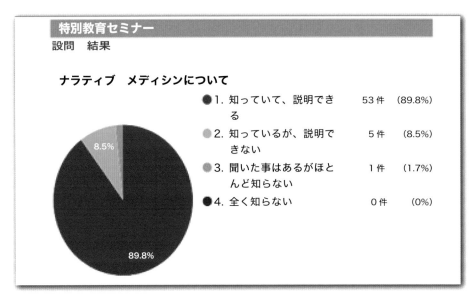

図19

パート3　インフォームド・コンセントをどうやって受けるか？

講師：八木真太郎
モデレーター：佐野圭二

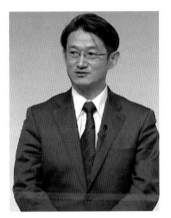 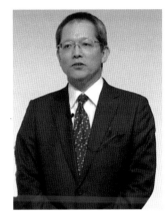

八木 真太郎先生　　　　　　佐野　圭二先生

インフォームド・コンセント を
どう やって 受けるか ？

金沢大学　肝胆膵・移植外科学/小児外科学
八木真太郎

図1

（モデレーター）パート3になりました。では、八木先生、宜しくお願いします。

（講師）よろしくお願いします。金沢大学の八木と申します。インフォームド・コンセントをどうやって受けるかということを皆様と一緒に考えていきたいと思います。

（モデレーター）早速ですが、インフォームド・コンセントという言葉はカタカナで使用されています。なぜカタカナで使用されているのかお分かりになりますか？　会場ならびに、web 参加の皆さん、スライドの QR コードの設問にお答えください（図2）、3 択です。

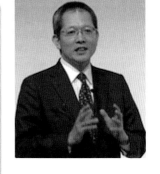

図2

（モデレーター）3 の「知らない」が約 60%、2 の「明確には説明できない」をあわせると 90% 近くなりますね（図3）。

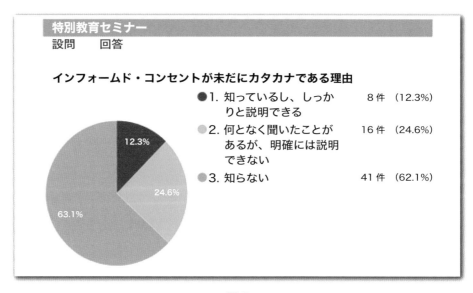

図3

（講師）そうですね、毎日使用している言葉でも疑問をいだかずに使用しているということもあるかと思います。それでは、インフォームド・コンセントの発祥と発達の歴史について解説したいと思います。

サルゴ判決(1957年カリフォルニア)

「インフォームド・コンセント」という法的用語が初めて使われた

「患者は治療について説明を受け、それを理解したうえで同意を与えなければならない。その基盤を形成するのに必要な事実を知らせなかった医師は民事責任を負う」文献（1）

日本医師会：医の倫理の基礎知識 2018 年版．町野 朔，【医師と患者】B-2．インフォームドコンセントの誕生と成長文献（1）より

図4

（講師）インフォームド・コンセントは、1957 年にカルフォルニアのサルゴ裁判において初めて使用されました（**図4**）*(1)。患者であるマーティン・サルゴが腰部からの大動脈造影検査注釈(1)を受けた際に、下半身が麻痺してしまい、それに対し医師が麻痺のリスクを警告しなかったことが過失にあたるのではないかと訴えました。「患者は治療について説明を受け、それを理解したうえで同意を与えなければならない。その基盤を形成するのに必要な事実を知らせなかった医師は民事責任を負う」文献(1)ということが示された事例でした*(1)。

文献(1) 日本医師会：医の倫理の基礎知識 2018 年版．町野 朔，【医師と患者】B-2．インフォームドコンセントの誕生と成長．

https://www.med.or.jp/dl-med/doctor/member/kiso/b02.pdf

＊（1）星野一正：インフォームド・コンセントの生い立ちと IRB のあり方．臨床薬理 Jpn J Clin Pharmacol Ther 30 (2) Mar 1999，第 19 回　日本臨床薬理学会　1998 年 11 月 20〜21 日　大分，特別講演 1

https://www.jstage.jst.go.jp/article/jscpt1970/30/2/30_2_461/_pdf

注釈(1) 大動脈造影検査：肘，鼠径部の比較的体表に近い動脈から，カテーテルと呼ばれる管を動脈内に入れ，これを通して造影剤を注入して大動脈を写し出し，レントゲン撮影を行うもの．

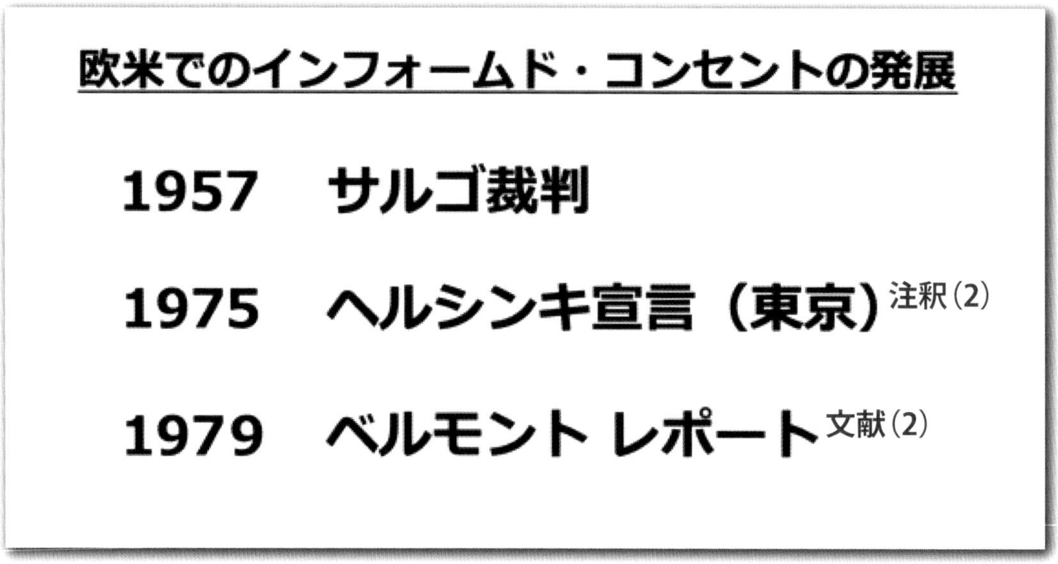

欧米でのインフォームド・コンセントの発展

1957　サルゴ裁判

1975　ヘルシンキ宣言（東京）注釈(2)

1979　ベルモント レポート文献(2)

図5

（講師）その後、ヘルシンキ宣言（東京）注釈(2)、ベルモントレポート文献(2)においてインフォームド・コンセントという言葉が使われて、欧米で広く拡まっていきました(**図5**)。そこで、日本でのインフォームド・コンセントの解釈についての歴史的変遷をお伝えしたいと思います。

文献(2)「ベルモント・レポート」：フリー百科事典「ウイキペディア（Wikipedia)」2023年2月12日01：44
https://ja.wikipedia.org/wiki/ベルモント・レポート
注釈(2)　ヘルシンキ宣言（東京：1975年）：ヘルシンキ宣言から現在に至るまでの経緯–臨床研究倫理の歴史–(阿部雄太講師)の稿（page 53〜77）をお読みください.

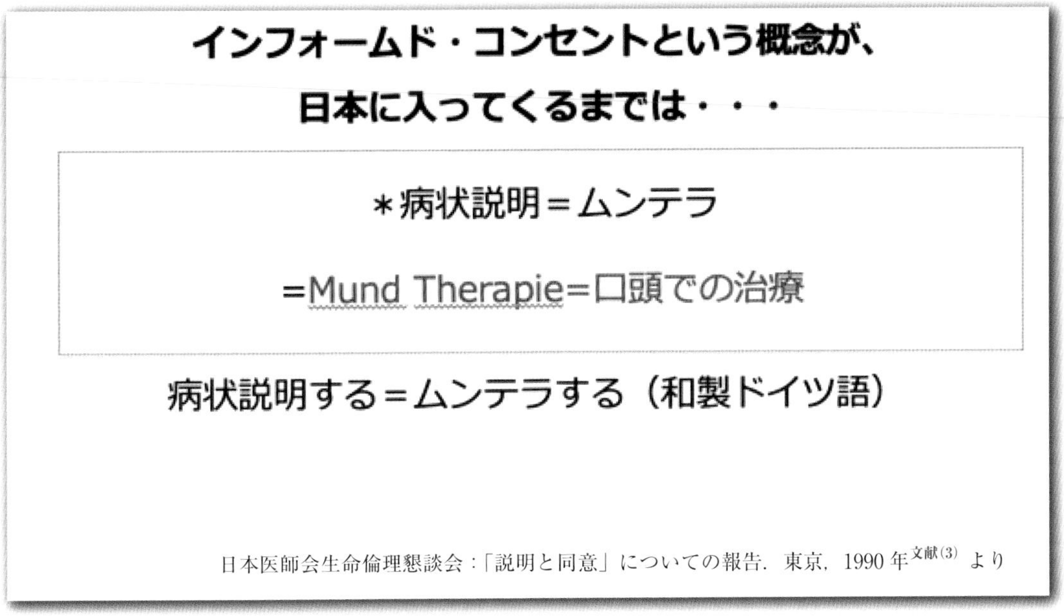

インフォームド・コンセントという概念が、日本に入ってくるまでは・・・

> *病状説明＝ムンテラ
>
> ＝Mund Therapie＝口頭での治療
>
> 病状説明する＝ムンテラする（和製ドイツ語）

日本医師会生命倫理懇談会：「説明と同意」についての報告. 東京，1990 年 文献(3) より

図6

（講師）一方、日本ではインフォームド・コンセントという言葉が入ってくるまでは、病状説明をムンテラと言っておりました。これはドイツ語の Mund Therapie（＝口頭での治療）から派生したもので、パターナリズム注釈(3)のようなものであったのかもしれません（**図6**）。ただ、「IC をトッタか」、とか、「IC をとりましたか」などの言葉はよく聞きました。この点は、IC の基本的な考えが十分には普及していなかったのだとも思います*(2)．*(3)。これらは、インフォームド・コンセントの基本の考えを理解していただくことによって、認識から、通常の医療に用いられると判断していますので、ここで勉強しましょう。

文献(3) 日本医師会生命倫理懇談会：「説明と同意」についての報告. 1990.

* (2) 高井信朗：「ムンテラ」と「インフォームド・コンセント」に思うこと. 臨床

整形外科 47・109-110，2012.

https://doi.org/10.11477/mf.1408102244

* (3) 令和元年（2019 年）7 月 5 日（金）／南から北から／日医ニュース：ムンテラ．小林良二（北海道　北海道医報　第 1195 号より）

https://www.med.or.jp/nichiionline/article/008684.html

注釈(3)「パターナリズム」：ヘルシンキ宣言（東京；1975 年）：ヘルシンキ宣言から現在に至るまでの経緯−臨床研究倫理の歴史−(阿部雄太講師) の稿（page 53〜77）をお読みください．

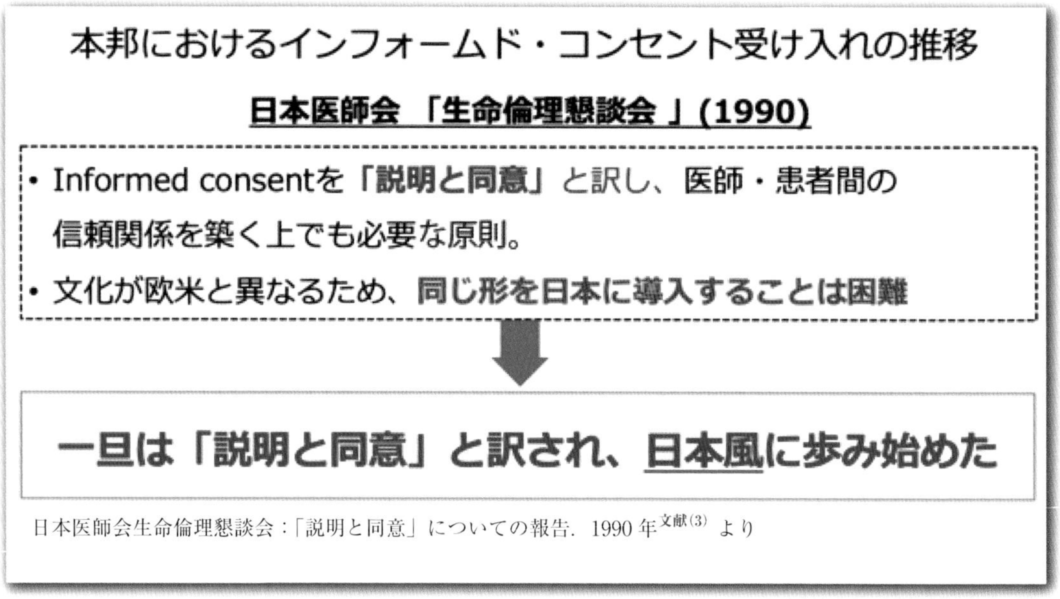

本邦におけるインフォームド・コンセント受け入れの推移

日本医師会 「生命倫理懇談会 」(1990)

- Informed consentを「**説明と同意**」と訳し、医師・患者間の信頼関係を築く上でも必要な原則。
- 文化が欧米と異なるため、同じ形を日本に導入することは困難

一旦は「説明と同意」と訳され、日本風に歩み始めた

日本医師会生命倫理懇談会：「説明と同意」についての報告. 1990 年[文献(3)] より

図7

（講師）その後 1980 年代になり徐々にインフォームド・コンセントという言葉が広まり、1990 年に日本医師会の"生命倫理懇談会"でインフォームド・コンセントを"**説明と同意**"と訳し[文献(3)]、医師と患者の信頼関係を築くには非常に重要だと位置付けられました。しかし、当時の日本文化と欧米文化では大きな差があり、同じ形を日本に導入することは困難であるという意見が多く、一旦は"説明と同意"と訳されましたが、日本風に歩み始めた歴史があります（**図7**）。

文献(3) 日本医師会生命倫理懇談会：「説明と同意」についての報告. 1990.

図8の内容：

本邦におけるインフォームド・コンセント受け入れの推移

厚生省「インフォームド・コンセントの在り方に関する検討会」[文献(4)] (1995)

・ 幾つかのプロセスが内包されている
・ 訳語が再度検討されたが、原語のまま用いることとした

インフォームド・コンセントが未だにカタカナである理由

**日本語に訳すと本来の意味が通じない、
それほど微妙なニュアンス**

「元気が出るインフォームドコンセント：第1部インフォームド・コンセントのあり方に関する検討会報告書」[文献(4)] より

図8

（講師）5年後の1995年に厚生省（当時）の"インフォームド・コンセントの在り方に関する検討会"[文献(4)]において、語訳の再検討が行われましたが、いくつかのプロセスを得て原語のまま用いることになりました。これは日本語に訳すと本来の意味が通じない、それほど微妙なニュアンスであるということを表していました（**図8**）。

（モデレーター）なるほど、インフォームド・コンセントが未だにカタカナである理由は、直訳すると本来の大事な意味が損なわれてしまう、それほど微妙なニュアンスであるということなのですね*[(4)], *[(5)]。

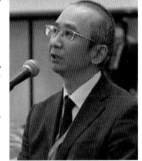

（浅井先生）よろしいでしょうか？　東邦大学の浅井です。私も以前は、ムンテラという言葉を用いていましたが、今は、IC という言葉を使うようになりました。しかし、現在でもまだまだ、IC を取ったか？　とかなどが使われているようですが、IC を受けると IC を取るについての区別を明確に教えてください。

浅井　浩司先生

文献(4) 厚生省健康政策局総務課：インフォームド・コンセントの在り方に関する検討会報告書の概要. 病院　54：996-997，1995.
https://doi.org/10.11477/mf.1541901638
＊（4）厚生省健康政策局絲務課 監修，柳田邦男 編集：インフォームド・コンセントの在り方に関する検討会報告書〜元気の出るインフォームド・コンセントを目指して〜.
https://www.umin.ac.jp/inf-consent.htm
＊（5）「インフォームド・コンセント」：フリー百科辞典「ウィキペディア（Wikipedia）」2023 年5 月16 日（火）09：32. 日本語訳の取り組み：1990 年に「説明と同意」、1993 年インフォームド・コンセント.
https://ja.wikipedia.org/wiki/インフォームド・コンセント

Informed consent

Permission granted in full knowledge of the possible consequences, typically that which is given by a patient to a doctor for treatment with knowledge of the possible risks and benefits.

Definition of informed consent in English: Oxford English Dictionary [文献(5)]

起こりうる結果を十分に理解した上で与えられた許可。起こりうるリスクと利益を理解した上で、治療のために患者が医師に与えるものである。

図9

（講師）インフォームド・コンセントという言葉を英英辞典[文献(5)]で調べると、"起こりうる結果を十分に理解した上で与えられた許可。起こりうるリスクと利益を理解した上で、治療のために患者が医師に与えるものである"と表記されています（**図9**）。

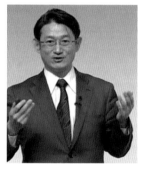

文献(5) Oxford Dictionary による informed consent の定義.
https://theamericanjournals.com/index.php/index/ethical_boundaries

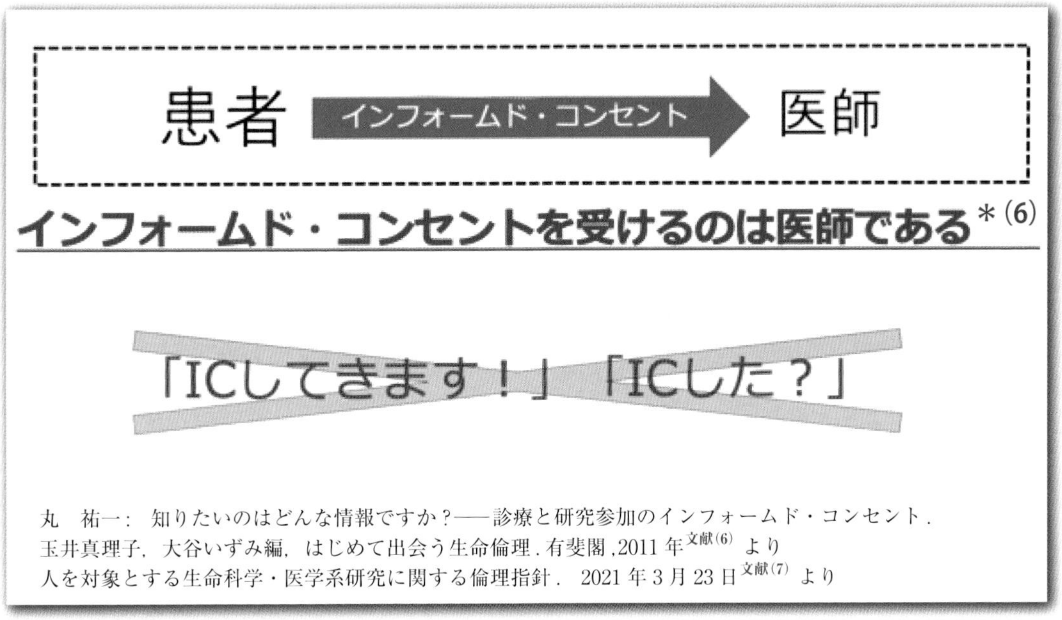

患者 →インフォームド・コンセント→ 医師

インフォームド・コンセントを受けるのは医師である＊(6)

「IC してきます！」 「IC した？」

丸　祐一：知りたいのはどんな情報ですか？――診療と研究参加のインフォームド・コンセント．
玉井真理子，大谷いずみ編，はじめて出会う生命倫理．有斐閣，2011 年 文献(6) より
人を対象とする生命科学・医学系研究に関する倫理指針．2021 年 3 月 23 日 文献(7) より

図 10

（講師）これは、インフォームド・コンセントは患者が医師に与えるものであって　医師は受ける側になります 文献(6),(7)。"IC してきます" とか、"IC した？" という使い方は間違いになります＊(6)（図 10）。

（浅井先生）なるほど、インフォームド・コンセントがカタカナである理由、経緯、IC は患者から医師が受けるものであるということがよくわかりました。ただ結局のところインフォームド・コンセントは説明すること、同意を得ることなのではないでしょうか？

文献(6)　丸　祐一：知りたいのはどんな情報ですか？　診療と研究参加のインフォームド・コンセント．玉井真理子，大谷いずみ編，はじめて出会う生命倫理．有斐閣，97-117，2011.
文献(7)　人を対象とする生命科学・医学系研究に関する倫理指針：2021 年 3 月 23 日．
＊(6)　人を対象とする生命科学・医学系研究に関する倫理指針：令和 3 年 3 月 23 日（令和 4 年 3 月 10 日一部改正）（令和 5 年 3 月 27 日一部改正）．
https://www.lifescience.mext.go.jp/files/pdf/n2373_01.pdf
p.15～27　インフォームド・コンセントを受ける手続等．
＊p 番号は、URL で表示されている内容のページ番号です。

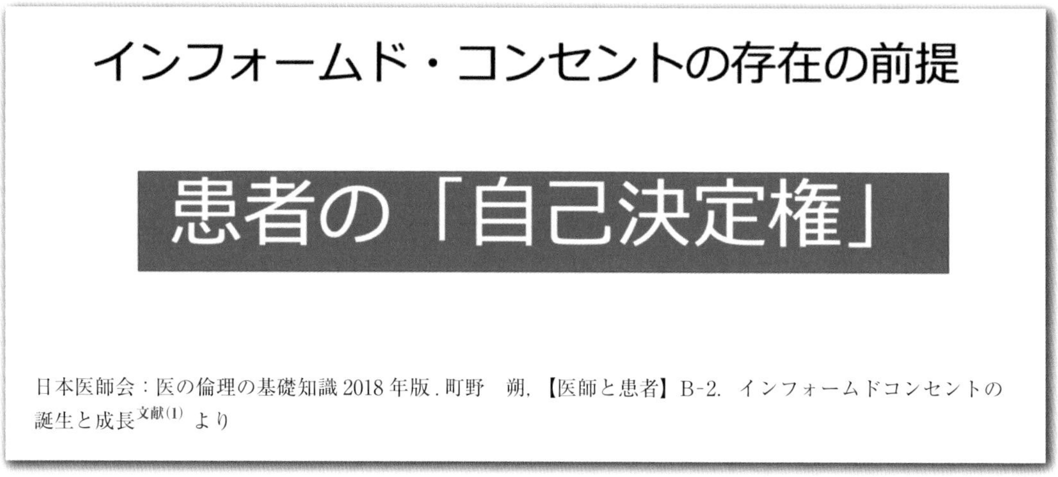

インフォームド・コンセントの存在の前提

患者の「自己決定権」

日本医師会：医の倫理の基礎知識 2018 年版．町野　朔．【医師と患者】B-2．インフォームドコンセントの誕生と成長文献(1) より

図 11

（講師）インフォームド・コンセントの存在の前提は、患者の自己決定権（図 11）文献(1) なのです。そのためにインフォームド・コンセントに必要なプロセスが 5 つあります（図12）。

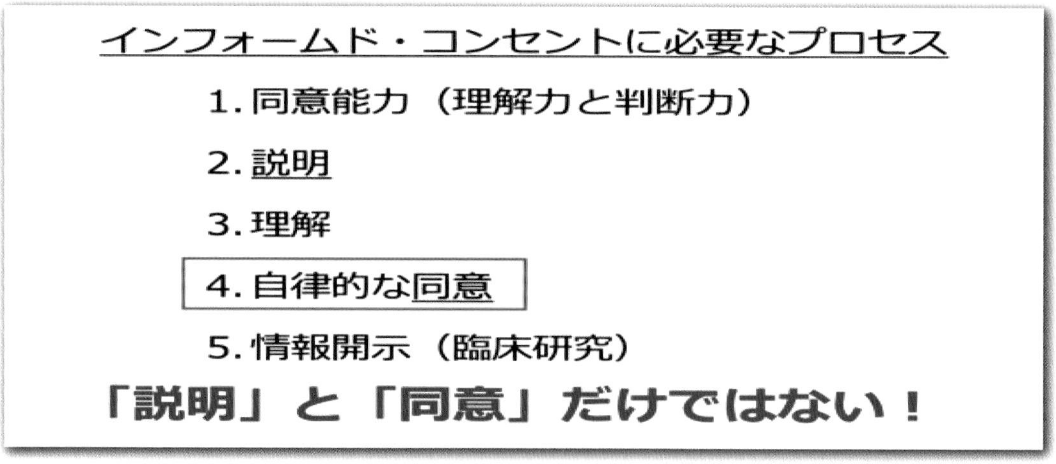

インフォームド・コンセントに必要なプロセス

1. 同意能力（理解力と判断力）
2. 説明
3. 理解
4. 自律的な同意
5. 情報開示（臨床研究）

「説明」と「同意」だけではない！

図 12

文献(1) 日本医師会：医の倫理の基礎知識 2018 年版．町野　朔，【医師と患者】B-2．インフォームド・コンセントの誕生と成長．

https://www.med.or.jp/dl-med/doctor/member/kiso/b02.pdf

（講師）患者さんの**同意能力**（理解力と判断力）、わかりやすい説明をすること、患者さんが理解すること、自律的な同意、臨床研究においては情報開示をすることが重要になります。説明と同意だけではないということになります。**コミュニケーションが大事です**＊(7)、＊(8)、＊(9)。

（モデレーター）自律的にとは難しい表現ですが、具体的にどういう意味なのでしょうか？

（講師）そうですね、難しい表現ですよね。"**自律的に行動する**"とは次の3つが重要です。すなわち「**意図して**」、「**理解して**」、「**何かの影響力下にはなく**」、ということです。では、以下にあげる例は自律性と言えますか？（**図13**）

（例）これは、自律的行動と言えますか？

医師から、臨床研究参加に関する説明があった。

参加に同意しないと、適切な治療を受けられない印象を持った。

そこで、臨床研究参加に同意した？

⇐ これは、自律的な行動でしょうか？

図13

"医師から臨床研究注釈(4)の参加に関する説明があった。参加に同意しないと適切な治療を受けられない印象を受けて、臨床研究参加に同意した、"という例があります。
　浅井先生、このケースは自律的行動と言えますか？

（浅井先生）そうですね、臨床試験を受けると意図して、また理解して同意しようとしているのですから「**意図して**」、「**理解して**」は当てはまりますが、医師の影響を強く受けていますので「**何かの影響力下になく**」は当てはまりませんね。従ってこの行為は、明らかに自律的とはいえないと判断します。

（講師）そうですね、この行為は自律性があるとは言えませんね。しかし皆さん、よく考えてみてください。人間の理解、そして、何かに支配されているかどうかということは、0か100ではありません。誰もが、人生における重要な決定を行うとき、たとえば結婚相手を決めるときや就職先を決めるときなど、自律性を持って決断をするときには"ある程度の理解"、"ある程度の支配"のもとで決断をしています。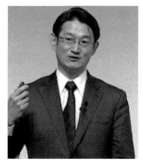

　したがって"実質自律的"な領域の中で、患者さんからインフォームド・コンセントを受けているということになります。

＊（7）日本医師会：WMA医の倫理マニュアル.「コミュニケーションと同意」樋口範雄監訳,35-38, 2016.

https://www.med.or.jp/dl-med/wma/mem/wma_mem_all.pdf

＊（8）第5回内保連合宿討議：インフォームド・コンセントと法律. 丸山英二, 医療過誤, インフォームド・コンセント, ICの欠如等, 裁判例を記載.

http://www2.kobe-u.ac.jp/~emaruyam/medical/Lecture/slides/150117naihoren.pdf

＊（9）岩井　完, 山本宗孝, 浅田眞弓, 他：近年も医師の説明義務違反が認められた裁判例がある. 医療訴訟事例から学ぶ（129）—リンパ節生検時の副神経損傷に関し説明義務違反が認められた事例—. 日外会誌123：574-575, 2022.

注釈（4）臨床研究：医療における疾病の予防方法、診断方法及び治療方法の改善、疾病原因及び病態の理解並びに患者の生活の質の向上を目的として実施される医学系研究であって、人を対象とするもの（個人を特定できる人由来の材料及びデータに関する研究を含む。）をいう. 厚生労働省のHP　臨床研究に関する倫理指針　平成15年7月30日（平成16年12月28日全部改正）厚生労働省　臨床研究に関する倫理指針より.

https://www.mhlw.go.jp/general/seido/kousei/i-kenkyu/rinri/0504sisin.html

＊p.番号は、URLで表示されている内容でのページ番号です。

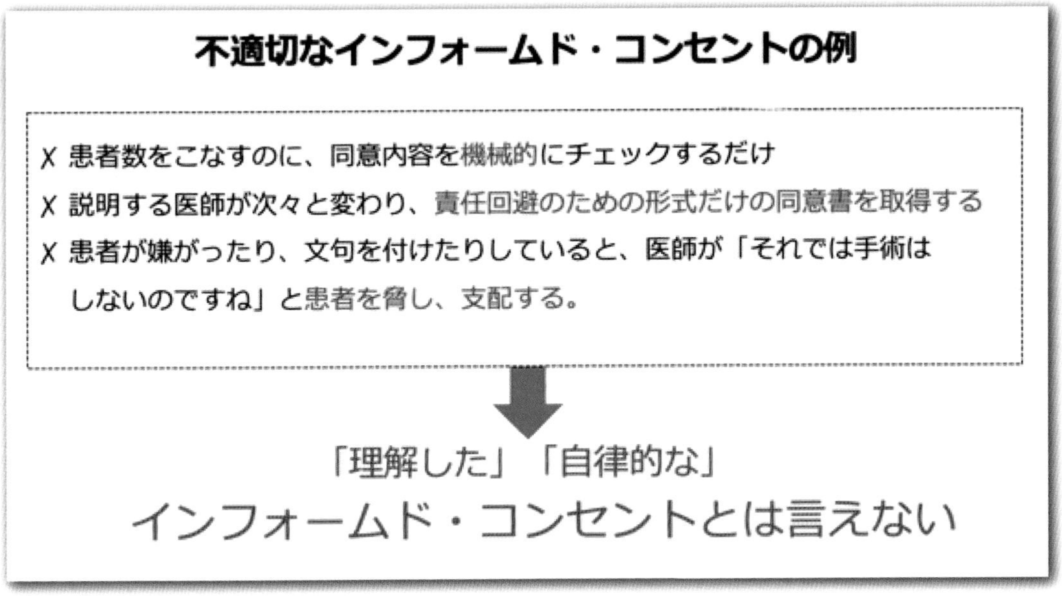

不適切なインフォームド・コンセントの例

✗ 患者数をこなすのに、同意内容を機械的にチェックするだけ

✗ 説明する医師が次々と変わり、責任回避のための形式だけの同意書を取得する

✗ 患者が嫌がったり、文句を付けたりしていると、医師が「それでは手術はしないのですね」と患者を脅し、支配する。

⬇

「理解した」「自律的な」
インフォームド・コンセントとは言えない

図14

（講師）これらはインフォームド・コンセントの不適切な例になります（**図14**）。

　患者数をこなすために同意内容を機械的にチェックするだけ、説明する医師が次々と変わり責任回避のための形式だけの同意書を取得する、患者が嫌がったり、文句を付けたりしていると、医師が"それでは手術はしないのですね"と患者を脅し支配する。これらは"理解した"、"自律的な"同意を受けたインフォームド・コンセントとはいえません。

（モデレーター）なるほど、自律的な同意がインフォームド・コンセントのキーワードというわけですね。

（森先生）質問よろしいでしょうか。産業医大の森です。自律的に同意できない子供や認知症などの患者さんからのインフォームド・コンセントはどうやって受けたらよいでしょうか。

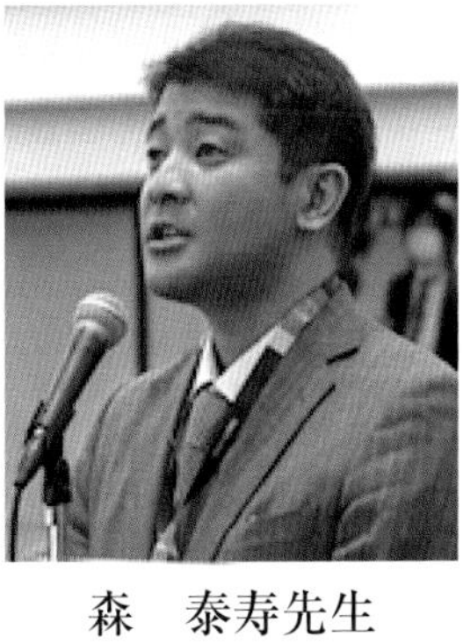

森　泰寿先生

◆未成年へのインフォームド・コンセント

親などの親権者が代諾者となる。
代諾者の同意を受けても可能な限り患者の意向を優先する。
子供にも説明し「了解」を受けることが重要で、「アセント」*（10）という。

中学校修了レベルあるいは16歳以上の未成年においては
インフォームド・コンセントを受けることにより、
研究対象者となりうるが、その場合には代諾者が研究について知り
拒否できる機会を保障する。

図15

（講師）非常に重要な点ですね。まず同意能力のない未成年に対しては、親などの親権者が代諾者^{注釈(5)}となることが一般的です。ただし、代諾者の同意を受けても可能な限り患者の意向を優先することも大切です。未成年にも説明し"了解"を得ることが重要で、"アセント"といいます（図15）。

　臨床研究においては中学校修了レベルあるいは16歳以上の未成年においてはインフォームド・コンセントを取得することにより、研究対象者となりえますが、その場合には代諾者が研究について知り拒否できる機会を保障することが必要となります。

＊（10）医療用語・病院用語のわかりやすい解説辞典：インフォームド・アセント.
https://medicalwords.info/%E3%82%A4%E3%83%B3%E3%83%95%E3%82%A9%E3%83%BC%E3
%83%A0%E3%83%89%E3%82%A2%E3%82%BB%E3%83%B3%E3%83%88/
注釈(5) 代諾：本人に代わって承諾すること.

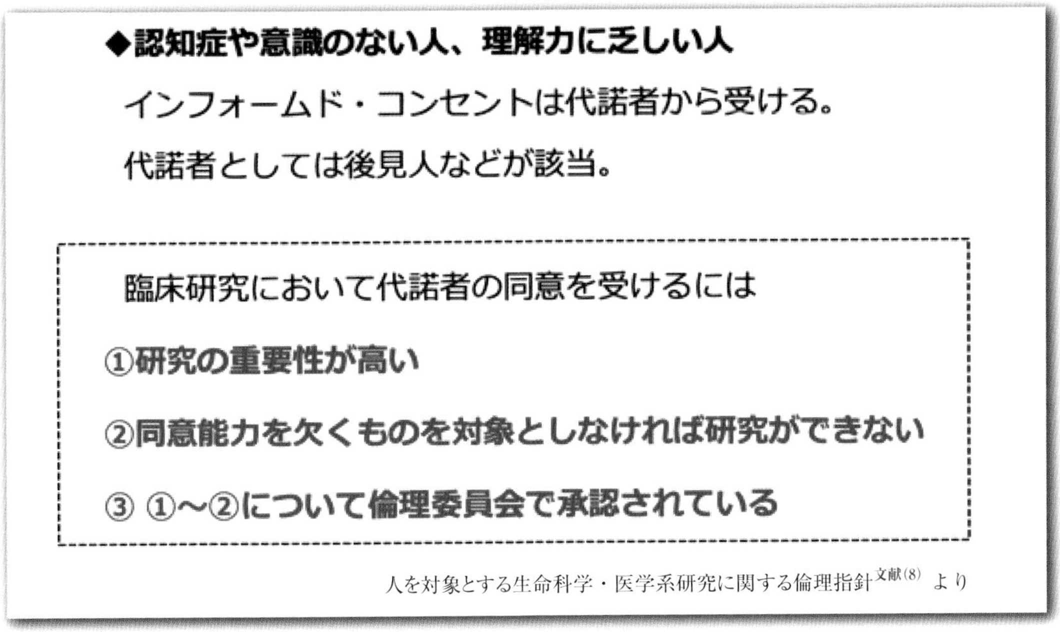

◆認知症や意識のない人、理解力に乏しい人

インフォームド・コンセントは代諾者から受ける。

代諾者としては後見人などが該当。

臨床研究において代諾者の同意を受けるには

①研究の重要性が高い

②同意能力を欠くものを対象としなければ研究ができない

③ ①～②について倫理委員会で承認されている

人を対象とする生命科学・医学系研究に関する倫理指針[文献(8)] より

図16

（講師）認知症や意識がない人でもインフォームド・コンセントは代諾者から受けます。代諾者としては後見人や親権者などが該当します。臨床研究において代諾者の同意をもらうには、① 研究の重要性が高いこと、② 同意能力を欠くものを対象としなければ研究ができないこと、③ ①～②について倫理委員会で承認されていることが重要です（**図16**）。

（森先生）術中に癌の進展が術前の説明より広がっており血管切除などの追加の術式が必要なとき、インフォームド・コンセントはどのように受けるのがよろしいでしょうか？

（講師）臨床ではよくある悩ましいケースですね。

文献(8) 人を対象とする生命科学・医学系研究に関する倫理指針：令和3年3月23日（令和4年3月10日一部改正）（令和5年3月27日一部改正）.
https://www.lifescience.mext.go.jp/files/pdf/n2373_01.pdf

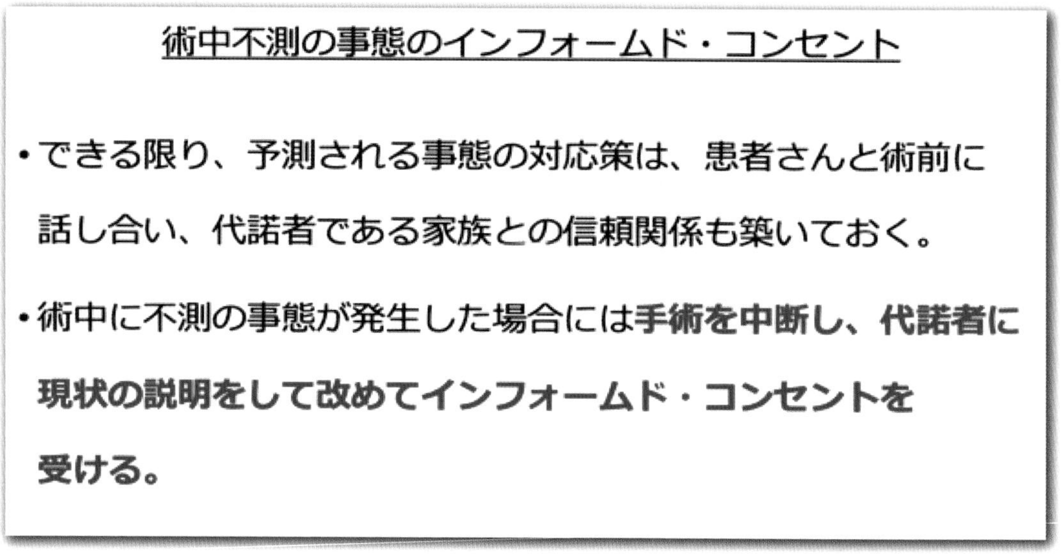

術中不測の事態のインフォームド・コンセント

- できる限り、予測される事態の対応策は、患者さんと術前に話し合い、代諾者である家族との信頼関係も築いておく。

- 術中に不測の事態が発生した場合には**手術を中断し、代諾者に現状の説明をして改めてインフォームド・コンセントを受ける。**

図 17

（講師）まずは、できる限り予測される事態の対応策は、患者さんと術前に話し合っておく。代諾者となりうる家族との信頼関係も術前に築いておく。そして術中に不測の事態が発生した場合には手術を中断し、代諾者に現状の説明をし、改めてインフォームド・コンセントを受けることが重要と思います（**図17**）。

（森先生）医師が説明しても、医師の影響力により患者が同意する方向性にうまく導けてしまうのではないでしょうか？　そのことを考慮してインフォームド・コンセントを受ける際にはどの様なことを注意しなくてはいけませんか？

（講師）これも重要なポイントですね。いかに患者さんに自律的な同意をしてもらうかですね。

自律的な同意を受けるための具体策

- **代替治療法**についても提示する。

- 患者が**メリットとデメリットを十分理解**した上で同意を受ける。

- **同意を拒否しても治療に不利とならない**ことが保障されることを
  説明する。

- 患者は、直接「ノー」と言いにくいので、説明時に**医師以外の
  スタッフを同席**させ、説明後にそのスタッフに気軽に相談に
  のってもらえるような配慮をする。

図 18

（講師）自律的な同意をうけるためには、代替治療法についても提示する。患者がメリットとデメリットを十分理解した上で同意してもらう。同意を拒否しても、治療に不利とならないことが保障されることを説明する。患者は、直接 "ノー" と言いにくいので、説明時に医師以外のスタッフを同席させ、説明後にそのスタッフに気軽に相談にのってもらえるような配慮をすることが重要です（**図 18**）。

（樋口先生）女子医大の樋口です。インフォームド・コンセントの利点は理解できたのですが、課題や問題点はあるのでしょうか？

（モデレーター）とても重要な質問ありがとうございます。樋口先生はどうお考えですか？

（樋口先生）臨床では、適切でないと思う治療を患者が選択する場合もあると思いますが、どの様に対応すべきでしょうか？　医療者は患者の主張通りに治療を行っていくべきでしょうか？

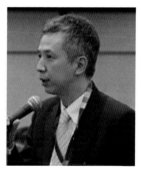

樋口　亮太先生

（講師）非常に難しいですが、重要なご質問をありがとうございます。

適切とは判断されない治療を患者から提案された場合

同意能力（理解力・判断力）**があるかどうか慎重に判断**

↓

ナラティブの活用

- 心を通じた対話、医師ー患者の信頼関係構築
- 正しく理解してもらえるように、多職種や家族と共に
開かれた対話をする努力をする

↓ **自律的な同意をうける**

真のインフォームド・コンセント

図 19

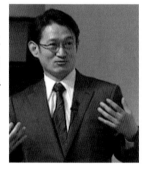

（講師）適切とは判断されない治療を患者から提案された場合には、まずは同意能力（理解力・判断力）があるかどうか慎重に判断する必要があります。同意能力があるにもかかわらず、適切でないと考えられる選択をどうしてもする場合には、ナラティブ注釈(6)を活用するべきではないかと考えます（**図 19**）。

　心を通じた対話により医師と患者の信頼関係を構築し、正しく理解してもらえるように、多職種や家族と共に開かれた対話をする努力をすることが大切です。その上で自律的な同意を促し、真のインフォームド・コンセントを受けることが重要だと思います。

注釈(6) ナラティブ：「ナラティブと共役」（本間祐樹講師　page 78〜96）を参照して下さい.

（モデレーター）八木先生ありがとうございます。

　皆さんもご理解いただけたでしょうか？　会場のみなさま、そして、webでの参加の皆様に、最初に行ったQRコードでの設問に、お答えいただきたいと思います（**図20**）。

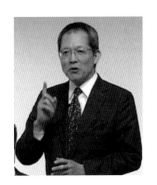

図20

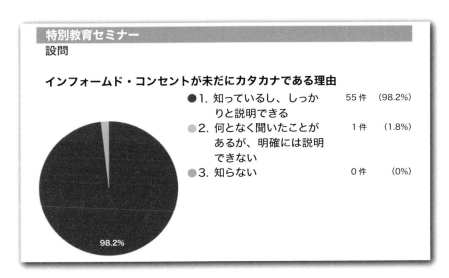

図21

（モデレーター）すごいですね。知っているようで知らなかったインフォームド・コンセントが未だにカタカナである理由を、約98％の方にご理解いただきました（**図21**）。八木先生ありがとうございました。

パート4　臨床研究での倫理審査に必要な資格

講師：水野修吾
モデレーター：佐野圭二

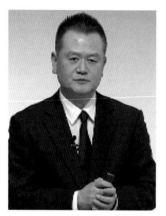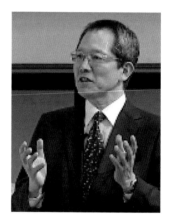

水野　修吾先生　　　　　　佐野　圭二先生

（モデレーター）では、"臨床研究での倫理審査に必要な資格"について学びましょう。
三重大学の水野先生お願いします。

（講師）よろしくお願いします。"臨床研究での倫理審査に必要な資格"について、皆さ
んと一緒に整理をしていきたいと思います。

臨床研究での倫理審査に必要な資格
－研究責任者、研究分担者に必要な資格－

担当：三重大学　肝胆膵・移植外科　水野修吾

図1

臨床研究の区分・法と研究倫理委員会

研究内容	治験（承認申請目的の医薬品などの臨床試験）	未承認・適応外の医薬品などの臨床研究	製薬企業等から資金提供を受けた医薬品などの臨床研究	企業資金を用いない承認範囲の医薬品などの臨床研究	手術・手技の臨床研究、医療行為を伴わない介入研究等	*(1), (2) 観察研究
			特定臨床研究			
		医薬品などの臨床研究				
法・指針	医薬品・医療機器等法、GCP省令、GPSP省令	臨床研究法			人を対象とする生命科学・医学系研究に関する倫理指針	
審査委員会	治験審査委員会（IRB）	認定臨床研究審査委員会（CRB）			医学系研究倫理審査委員会	

臨床研究法の概要：令和2年7月7日（令和5年8月29日一部改訂） 文献(1) より

図2

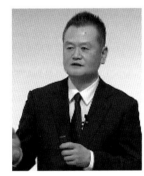

図2は、研究内容によって区分された臨床研究*(1), *(2) と対比する区分・法と研究倫理委員会の一覧表です。それぞれの研究内容によって、対応する法・指針、審査委員会が異なります。会場の皆さんあるいはweb参加の皆さんも何らかの臨床研究に従事したことがあると思います。ご自分が担当した研究、または、今後行う予定の研究で従うべき法や指針がどれかご存知ですか？　どなたか、何か臨床研究に従事されている先生はいらっしゃいますか？

文献(1) 臨床研究法の概要：令和2年7月7日（令和5年8月29日一部改訂）.

https://www.mhlw.go.jp/content/10800000/000647734.pdf

p.10「臨床研究法の対象範囲」、p.11「臨床研究の定義」より

＊（1）臨床研究の種類（慶應義塾大学病院臨床研究推進センター）.

https://www.ctr.hosp.keio.ac.jp/patients/about/kind_clinical.html

＊（2）田中　優，川口昌彦：論文をいかに読み解くか？—あなたもデータに騙されてます—　観察研究. 日臨麻会誌　36：676-680，2016.

https://www.jstage.jst.go.jp/article/jjsca/36/7/36_676/_pdf/-char/ja

＊p.番号は、URL で表示されている内容でのページ番号です。

なお、図2内のGCP(Good Clinical Practice)、GPSP(Good Post-Marking Study Practice)、IRB (Institutional Review Board)とCRB(Certified Review Baord)については、以下のURL でお読みください。

https://engineer-education.com/gcp_summary/

https://medicaleducation.co.jp/me_for_mr/spring01/

https://medical-rs.sakura.ne.jp/archives/145

（堀先生）慶應義塾大学の堀です。今、"胆道再建術後胆管炎関連の多施設共同研究"を計画中です。

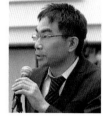

堀　周太郎先生

（講師）その研究ですと図2での赤枠の「観察研究」に該当します。従うべき指針は"人を対象とする生命科学・医学系研究に関する倫理指針"に該当します。「人を対象とする生命科学・医学系研究に関する倫理指針」は「生命・医学系指針」と略されることが多いですが、文部科学省・厚生労働省・経済産業省の共同策定が行われ**令和3年6月から施行**されています（**図3**）。

「人を対象とする生命科学・医学系研究に関する倫理指針」の制定

文部科学省、厚生労働省および経済産業省は、「人を対象とする生命科学・医学研究に関する倫理指針」を制定し、令和3年3月23日 の官報にて告示しましたので、お知らせします。（同時発表：文部科学省、厚生労働省、経済産業省）

法令指針の適用対象　"人を対象とする生命科学・医学系研究"

人を対象として、次のア又はイを目的として実施される活動

ア）次の①、②、③又は④を通じて、国民の健康の保持増進又は患者の傷病からの回復もしくは生活の質の向上に資する知識を得ること

①傷病の成因（健康に関する様々な事象の頻度及び分布並びにそれらに影響を与える要因を含む）の理解

②病態の理解

③傷病の予防方法の改善又は有効性の検証

④医療における診断方法及び治療方法の改善又は有効性の検証

イ）人由来の試料・情報を用いて、ヒトゲノム及び遺伝子の構造又は機能並びに遺伝子の変異又は発現に関する知識を得ること

人を対象とする生命科学・医学系研究に関する倫理指針：令和3年3月23日（令和4年3月10日一部改正）（令和5年3月27日一部改正）[文献(2)] より、人を対象とする生命科学・医学系研究に関する倫理指針ガイダンス：令和3年4月16日（令和4年6月6日一部改正）（令和5年4月17日一部改正）[文献(3)] より、人を対象とする生命科学・医学系研究に関する倫理指針について（策定経緯及び医学系指針及びゲノム指針から主な変更点）：令和3年4月16日 [文献(4)] より

図3

文献(2)　人を対象とする生命科学・医学系研究に関する倫理指針：令和3年3月23日（令和4年3月10日一部改正）（令和5年3月27日一部改正）.
https://www.lifescience.mext.go.jp/files/pdf/n2373_01.pdf
p.2～7「用語の定義」より

文献(3)　人を対象とする生命科学・医学系研究に関する倫理指針ガイダンス：令和3年4月16日（令和4年6月6日一部改正）（令和5年4月17日一部改正）.
https://www.lifescience.mext.go.jp/files/pdf/n2376_01.pdf
p.4～38「用語の定義」より

文献(4)　人を対象とする生命科学・医学系研究に関する倫理指針について（策定経緯及び医学系指針及びゲノム指針から主な変更点）令和3年4月16日.
https://www.mhlw.go.jp/content/000769921.pdf
p.4「人を対象とする生命科学・医学系研究に関する倫理指針」p.6～8「生命・医学系指針策定に係るポイント」より

＊p.番号は、URLで表示されている内容でのページ番号です。

(堀先生) 医学研究に関する倫理指針は、前からありませんでしたか？ 何年か前に倫理委員会に書類を申請した時も似たような指針があったような気がします。

(講師) 鋭いですね。新しい指針は適用対象が①傷病の成因、②病態の理解、③傷病の予防方法の改善又は有効性の検証、④医療における診断方法及び治療方法の改善又は有効性の検証になりました。また、ヒトゲノム及び遺伝子も一部含まれるようになりました。

(モデレータ) これらの経緯に関して、詳しくご説明お願いします。

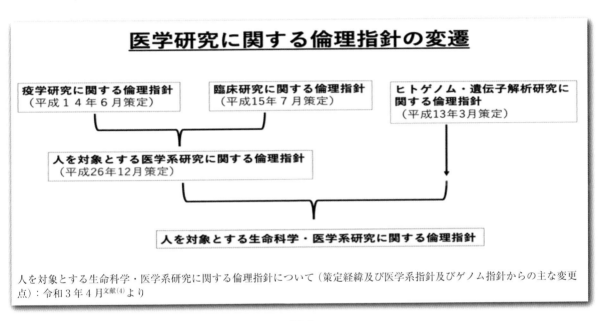

人を対象とする生命科学・医学系研究に関する倫理指針について（策定経緯及び医学系指針及びゲノム指針からの主な変更点）：令和3年4月文献(4)より

図4

(講師) この倫理指針は、昨年の改訂まで20年間でさまざまな変遷を経ています。当初は、疫学研究に関する倫理指針（疫学研究指針）、臨床研究に関する倫理指針（臨床研究指針）及び、ヒトゲノム・遺伝子解析研究に関する倫理指針（ゲノム指針）がそれぞれ独立して定められていたが、疫学研究指針と臨床研究指針が統合されました。近年のゲノム医療の発展に伴い、ゲノム指針が統合され、現在の“生命・医学系指針”になり、**図4に示すような変遷を経て統合され、倫理指針が纏まりました。**

文献(4) 人を対象とする生命科学・医学系研究に関する倫理指針について（策定経緯及び医学系指針及びゲノム指針からの主な変更点）：令和3年4月.
https://www.mhlw.go.jp/content/000769921.pdf
p.1「倫理指針の策定経緯等について」、p.5「医学系指針とゲノム指針との整合」より
＊p.番号は、URLで表示されている内容でのページ番号です。

（堀先生）そうすると、現在の指針は、3つの指針が合体しただけなのでしょうか？

（講師）いやいや、**図4**の「医学研究に関する倫理指針の変遷」には、さらに、「人を対象とする生命科学・医学系研究に関する倫理指針」も幾多の改正を加えて、**図5**に示すように研究倫理に関する内容を網羅しております。

「人を対象とする生命科学・
医学系研究に関する倫理指針」
主な内容

- **用語の定義**
- 研究者等・研究機関長の責務
- 研究計画書の手続き・記載事項
- **インフォームド・コンセント**
- **研究結果の取扱い**
- 研究の信頼性確保
  　　（報告・利益相反・試料と情報の保管・モニタリング・監査）
- 重篤な有害事象への対応
- **倫理審査委員会**の設置と責務（**多機関共同研究の一括審査**）
- 個人情報・匿名情報

人を対象とする生命科学・医学系研究に関する倫理指針：令和3年3月23日（令和4年3月10日一部改正）（令和5年3月27日一部改正）[文献(2)] より、人を対象とする生命科学・医学系研究に関する倫理指針について（策定経緯及び医学系指針及びゲノム指針からの主な変更点）：令和3年4月[文献(4)] より

図5

（講師）内容は9つの章からなります。今回の指針で変更されたのは主に**4点**です。1つ目は**用語の定義**です。近年、複数の研究機関で協力して研究を行うことが多いため、それらに関する用語の定義が明確化されました。2つ目は、**インフォームド・コンセント等の手続きの見直し**です。3つ目は、**研究結果の開示が具体的に**示されました。4つ目は**倫理審査委員会の立ち位置**の変化です。この改訂で多機関共同研究の倫理審査を、一括審査で行えるようになりました。

文献(2) 人を対象とする生命科学・医学系研究に関する倫理指針：令和3年3月23日（令和4年3月10日一部改正）（令和5年3月27日一部改正）.

https://www.lifescience.mext.go.jp/files/pdf/n2373_01.pdf

p.2〜7「用語の定義」より

文献(4) 人を対象とする生命科学・医学系研究に関する倫理指針について（策定経緯及び医学系指針及びゲノム指針からの主な変更点）：令和3年4月

https://www.mhlw.go.jp/content/000769921.pdf

p.4〜6「生命・医学系指針策定に係るポイント」より

＊p.番号は、URLで表示されている内容でのページ番号です。

（モデレーター）それではこの時点でスライドでの QR コードの**設問**にお答えください。
"多機関共同研究の一括審査方法" について、どれくらい知っているのでしょうか？　会場、ならびに web 参加の皆さん、**設問**での番号にお答えください、3 択です（**図6**）。

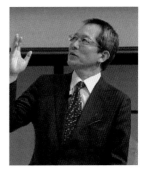

図6

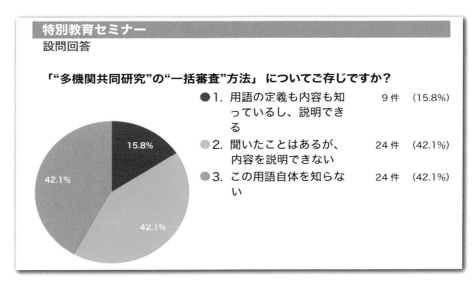

図7

（モデレーター）非常に重要な用語ですが、**約80％**の方が明確には**理解していない**との結果でした（**図7**）。では、この **"多機関共同研究"** や **"一括審査"** の用語の定義、そして一括審査方法がどのようなものか、水野先生、教えていただけますでしょうか？

（講師）今回の統合で多機関共同研究に関する用語が新たに定義されましたので、このところからお話しします（図8）。

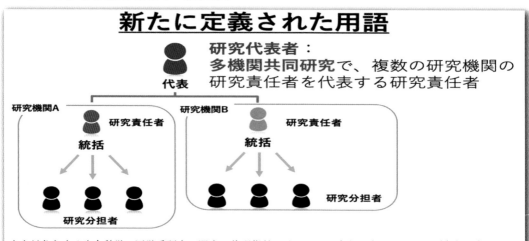

図8

文献（3）人を対象とする生命科学・医学系研究に関する倫理指針ガイダンス：令和3年4月16日（令和4年6月6日一部改正）（令和5年4月17日一部改正）．p.4〜38「用語の定義」より

https://www.lifescience.mext.go.jp/files/pdf/n2376_01.pdf

文献（4）人を対象とする生命科学・医学研究に関する倫理指針について（策定経緯及び医学系指針及びゲノム指針から主な変更点）：令和3年4月.

https://www.mhlw.go.jp/content/000769921.pdf

文献（5）人を対象とする生命科学・医学系研究に関する倫理指針（本文）：p.12〜14 第2「用語の定義」より

https://www.mhlw.go.jp/content/000757566.pdf

＊p.番号は、URLで表示されている内容でのページ番号です。

（講師）研究の実施に携わり各研究機関において研究業務を統括する者を**"研究責任者"**、研究責任者以外で研究を担う人を**"研究分担者"**と定義されました。そして、多機関共同研究では、複数の研究機関の研究責任者を代表する者を**研究代表者**と定義します。

（堀先生）"多機関共同研究"とはあまり聞きなれないのですが、"多施設共同研究"の間違いではないでしょうか？

（講師）そうですね。いまだに馴染んでいない言葉かもしれませんね。しかし、現在は**"多機関共同研究"**となっております。

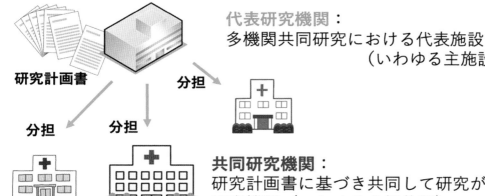

多機関共同研究：
一つの研究計画書に基づき複数の研究機関において実施される研究

代表研究機関：
多機関共同研究における代表施設
（いわゆる主施設）

研究計画書　　　　分担

分担　　　分担

共同研究機関：
研究計画書に基づき共同して研究が実施される
研究機関（いわゆる分担施設）

人を対象とする生命科学・医学系研究に関する倫理指針：令和3年3月23日（令和4年3月10日一部改正）（令和5年3月27日一部改正）[文献(2)]より、人を対象とする生命科学・医学系研究に関する倫理指針ガイダンス：令和3年4月16日（令和4年6月6日一部改正）（令和5年4月17日一部改正）[文献(3)]より、人を対象とする生命科学・医学系研究に関する倫理指針（本文）：[文献(5)]より

図9

（講師）**"多機関共同研究"** とは、一つの研究計画書に基づき複数の研究機関において実施される研究です。以前は、**"多施設共同研究"** などという単語を使用していました。いわゆる主施設は「**代表研究機関**」、分担施設は「**共同研究機関**」と定義されました（**図9**）。

文献(2) 人を対象とする生命科学・医学系研究に関する倫理指針：令和3年3月23日（令和4年3月10日一部改正）（令和5年3月27日一部改正）.

https://www.lifescience.mext.go.jp/files/pdf/n2373_01.pdf

p.4「多機関共同研究での用語」より

文献(3) 人を対象とする生命科学・医学系研究に関する倫理指針ガイダンス：令和3年4月16日（令和4年6月6日一部改正）（令和5年4月17日一部改正）.

https://www.lifescience.mext.go.jp/files/pdf/n2376_01.pdf

p.4〜38「用語の定義」より

文献(5) 人を対象とする生命科学・医学系研究に関する倫理指針（本文）：

p.13 第2「用語の定義」より

https://www.mhlw.go.jp/content/000757566.pdf

＊p.番号は、URLで表示されている内容でのページ番号です。

Q　研究責任者、研究分担者に求められるものは？

人を対象とする生命科学・医学系研究に関する倫理指針

第4　研究者等の基本的責務

1　研究対象者等への**配慮**
　(1) 研究対象者の**人間の尊厳を尊重**して研究を実施
　(2) **法令、指針等を遵守**し、機関の長の許可を受けた研究計画に従って研究を実施
　(3) **原則、インフォームドコンセント**
　(4) **相談、問合せ等に適切に対応**
　(5) 業務上知り得た情報に関する**守秘義務**
　(6) 地域住民等の研究では、**対象者に内容及び意義を説明**

2　**教育・研修**
　研究の実施に先立ち**教育・研修**を受け、継続して、適宜教育・研修を受ける

人を対象とする生命科学・医学系研究に関する倫理指針：令和3年3月23日（令和4年3月10日一部改正）（令和5年3月27日一部改正）文献(2)より

図10

（講師）研究を始められる先生に質問です。"**研究責任者、研究分担者**に求められるものは何でしょうか？"

（堀先生）**医学研究**ですから被験者というか対象者への同意取得の義務や守秘義務などでしょうか？　細かいことは良くわかりませんが。

（講師）今、答えていただいたのは**研究対象者への配慮**ですね。それに加えて、**関連する教育・研修が求められます**（**図10**）。

文献(2) 人を対象とする生命科学・医学系研究に関する倫理指針：令和3年3月23日（令和4年3月10日一部改正）（令和5年3月27日一部改正）.
https://www.lifescience.mext.go.jp/files/pdf/n2373_01.pdf
p.8～9第2章「研究者等の責務等」より
＊p.番号は、URLで表示されている内容でのページ番号です。

(堀先生) ここでの**教育・研修**とは何でしょうか？　具体的に何をすれば良いのでしょうか？

（講師）新しい研究指針では**各研究機関**で e-learning などで "生命・医学系指針に関する講習会" を 1 年に 1 回受講し、修了証を発行してもらわなければなりません（図 11）。

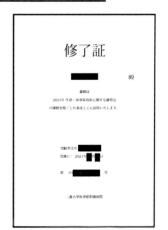

研究責任者、研究分担者に求められる教育・研修

研究機関の長は、"研究に関する倫理" 並びに "研究の実施に必要な知識・技術" に関する教育・研修を当該研究機関の研究者に行わなければいけない（指針より）

＜各研究機関での e-learning＞
「生命・医学系指針に関する講習会」を受講（1 年に 1 回）
→　修了証を発行してもらう

＜国立大学病院臨床研究推進会議*推奨の e-learning＞
・ICR-web（国立がん研究センター）
　https://www.icrweb.jp/
・CREDITS（大学病院臨床試験アライアンス）
　https://www.uhcta.com/uth/member/
・CROCO（大阪大学医学部附属病院）
　https://bvits.dmi.med.osaka-u.ac.jp/croco/login.aspx
・eAPRIN（一般財団法人公正研究推進協会）
　https://edu.aprin.or.jp/

修了証

人を対象とする生命科学・医学系研究に関する倫理指針：令和 3 年 3 月 23 日（令和 4 年 3 月 10 日一部改正）（令和 5 年 3 月 27 日一部改正）文献(2) より、国立大学病院臨床研究推進会議 e-learning の共用化について：文献(6) より

図 11

（講師）このような**修了証**をみたことがありませんか？　新しい研究指針では、各研究機関で、e-learning 等で "生命・医学系指針に関する講習会" を 1 年に 1 回受講し、修了証を発行してもらわなければなりません。

(堀先生) なるほど。自分の施設でも e-learning の受講を求められたのは、指針に基づくものだったのですね。

文献(2) 人を対象とする生命科学・医学系研究に関する倫理指針：令和 3 年 3 月 23 日（令和 4 年 3 月 10 日一部改正）（令和 5 年 3 月 27 日一部改正）.
https://www.lifescience.mext.go.jp/files/pdf/n2373_01.pdf
p.8〜10「研究者等の責務等」より
文献(6) 国立大学病院臨床研究推進会議 e-learning の共用化について：
https://plaza.umin.ac.jp/~NUH-CRPI/open_network/archives/news/887
＊p.番号は、URL で表示されている内容でのページ番号です。

（モデレーター）教育・研修以外で、研究責任者や研究分担者に求められるものには、この他に何があるのでしょうか？

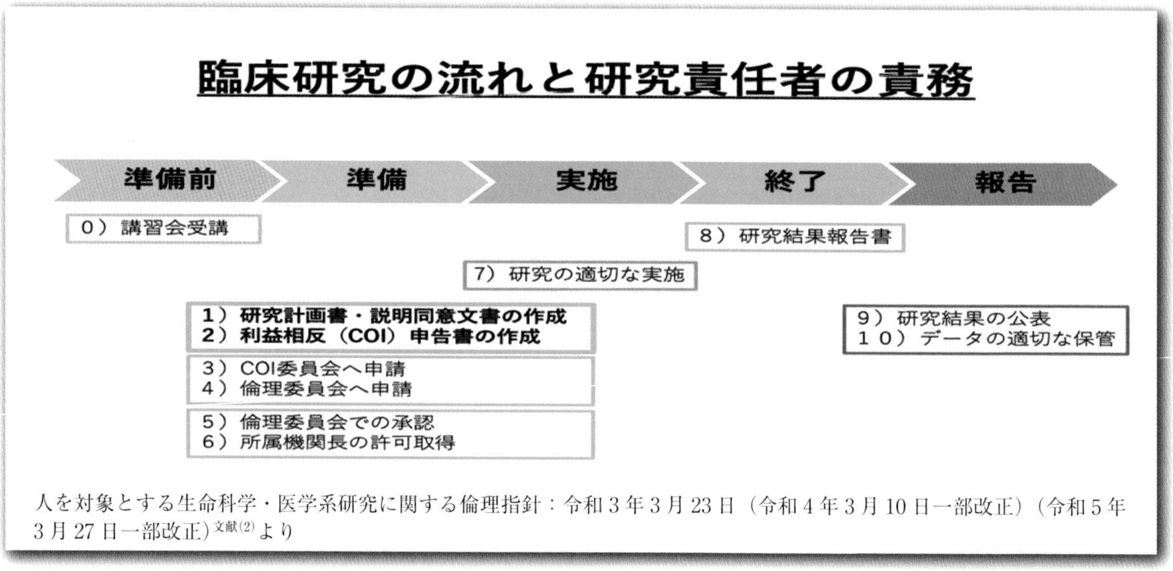

臨床研究の流れと研究責任者の責務

| 準備前 | 準備 | 実施 | 終了 | 報告 |

０）講習会受講

８）研究結果報告書

７）研究の適切な実施

１）研究計画書・説明同意文書の作成
２）利益相反（COI）申告書の作成

３）COI委員会へ申請
４）倫理委員会へ申請

５）倫理委員会での承認
６）所属機関長の許可取得

９）研究結果の公表
１０）データの適切な保管

人を対象とする生命科学・医学系研究に関する倫理指針：令和3年3月23日（令和4年3月10日一部改正）（令和5年3月27日一部改正）文献(2)より

図12

（講師）この教育・研修というのは研究責任者や分担者が、研究の準備段階として必要なものです。その後、研究機関での倫理申請に必要な各種書類を準備し、倫理申請を行う必要があります。1) 研究計画書・説明同意文書、2) 利益相反（COI）申告書を作成し、それぞれの委員会に提出して、承認を得てから研究を開始します（**図12**）。

（堀先生）*私が計画している多機関共同研究の場合、研究に参加していただく共同研究機関でも、同じ手続きが必要なのでしょうか？　面倒な手続きが増えるので、共同研究機関になってくれる施設が減ってしまいそうで心配になりました。*

（講師）重要なポイントです。共同研究機関での面倒な手続きが増えて研究そのものが成り立たなくなる、という心配ですね。**そこで、一括審査という方法が採用されました。**

文献(2) 人を対象とする生命科学・医学系研究に関する倫理指針：令和3年3月23日（令和4年3月10日一部改正）（令和5年3月27日一部改正）.

https://www.lifescience.mext.go.jp/files/pdf/n2373_01.pdf

p.10〜13 第6「研究計画書に関する手続」、p.31 第12「利益相反の管理」より

＊p.番号は、URLで表示されている内容でのページ番号です。

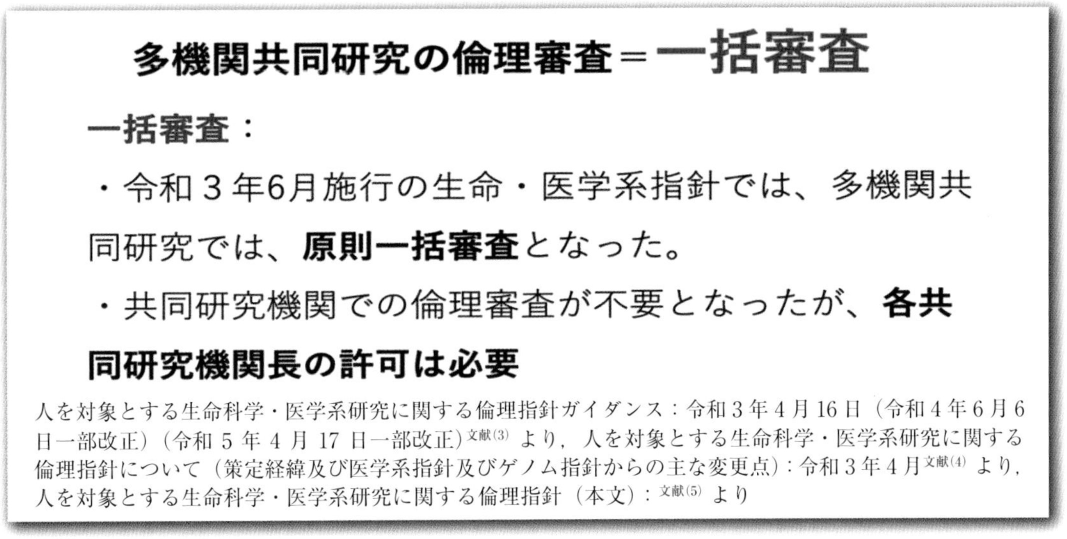

図13

（講師）生命・医学系指針では多機関共同研究の倫理審査は、各施設で個々に行うのではなく、原則一括審査となりました。ただし、共同研究機関内での倫理審査が不要となりましたが、各共同研究機関長の許可は必要です（図13）。

文献(3) 人を対象とする生命科学・医学系研究に関する倫理指針ガイダンス：令和3年4月16日（令和4年6月6日一部改正）（令和5年4月17日一部改正）．

https://www.lifescience.mext.go.jp/files/pdf/n2376_01.pdf

文献(4) 人を対象とする生命科学・医学系研究に関する倫理指針について（策定経緯及び医学系指針及びゲノム指針からの主な変更点）：令和3年4月．

https://www.mhlw.go.jp/content/000769921.pdf

p.11〜12「研究計画書に関する手続」より

文献(5) 人を対象とする生命科学・医学系研究に関する倫理指針（本文）：

https://www.mhlw.go.jp/content/000757566.pdf

p.26〜29 第6「研究計画書に関する手続」より

＊p.番号は、URLで表示されている内容でのページ番号です。

（モデレーター）"一括審査方法"がどのようなものか、具体的に教えていただけますか？
（講師）一括審査の説明の前に、まずは倫理委員会の位置付けについて説明します。指針の改訂前は、研究申請は研究機関の長に対して行い倫理委員会は研究機関の長の諮問機関という位置付けでした。新指針では、倫理委員会は研究機関の長の諮問機関ではなくなり独立して、審査を行うようになりました。したがって**倫理委員会に研究申請を行って承認されれば、その後に研究機関の長が、研究実施の最終判断を行う**という流れになります（**図14**）。

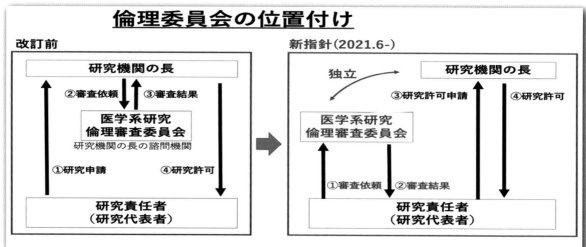

図14

人を対象とする生命科学・医学系研究に関する倫理指針ガイダンス　令和3年4月16日（令和4年6月6日一部改正）（令和5年4月17日一部改正）文献(3) より，人を対象とする生命科学・医学系研究に関する倫理指針（策定経緯及び医学系指針及びゲノム指針からの主な変更点）（令和3年4月）文献(4) より，人を対象とする生命科学・医学系研究に関する倫理指針（本文）：文献(5) より

（モデレーター）なるほど、倫理委員会の位置付けについてよく理解できました。では、**実際に一括審査を行う場合、どのような流れになるのか、教えてもらえますか？**

文献(3)　人を対象とする生命科学・医学系研究に関する倫理指針ガイダンス：令和3年4月16日（令和4年6月6日一部改正）（令和5年4月17日一部改正）.

https://www.lifescience.mext.go.jp/files/pdf/n2376_01.pdf

p.56〜59「研究計画書に関する手続」より

文献(4)　人を対象とする生命科学・医学系研究に関する倫理指針について（策定経緯及び医学系指針及びゲノム指針からの主な変更点）：令和3年4月.

https://www.mhlw.go.jp/content/000769921.pdf

p.11〜12「研究責任者、研究機関の長の責務」より

文献(5)　人を対象とする生命科学・医学系研究に関する倫理指針（本文）：

https://www.mhlw.go.jp/content/000757566.pdf

p.26〜29 第6「研究計画書に関する手続」より

＊p.番号は、URLで表示されている内容でのページ番号です。

（講師）それでは、多機関共同研究を行う場合の一括審査の流れをお示しします。
代表研究機関をA病院、共同研究機関の一つをB病院と仮定します（**図15、16**）。

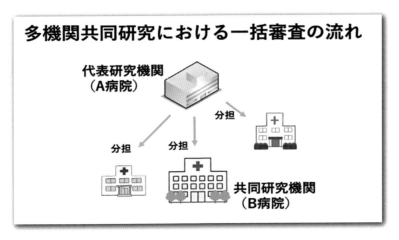

図 15

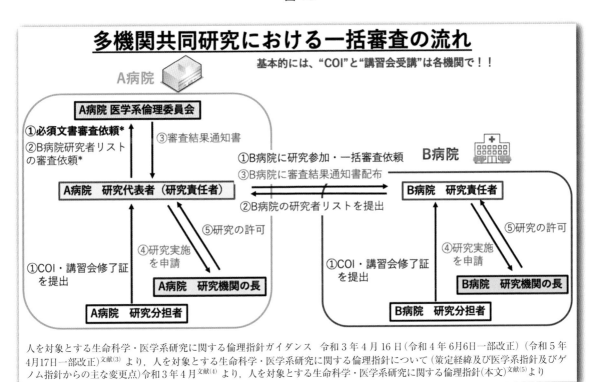

図 16

（講師）　まず、①A 病院研究代表者は、自施設で COI 審査と講習会受講の確認を行います。次に B 病院に研究への参加依頼と、研究の審査は一括審査で良いか確認します。②B 病院の研究者リストを A 病院の研究代表者に提出し一括審査を依頼します。B 病院から倫理委員会へ直接コンタクトをとる必要はありません。③承認が得られたら A 病院の研究代表者を介して B 病院の責任者にそのコピーを送付します。④審査結果が届いたら、各機関の研究責任者から研究機関の長に研究実施を依頼します。⑤研究の許可を得られた後に研究を開始します（図 16）。

文献(3) 人を対象とする生命科学・医学系研究に関する倫理指針ガイダンス：令和3年4月16日（令和4年6月6日一部改正）（令和5年4月17日一部改正）.

https://www.lifescience.mext.go.jp/files/pdf/n2376_01.pdf

p.56〜59「研究計画書に関する手続」より

文献(4) 人を対象とする生命科学・医学系研究に関する倫理指針について（策定経緯及び医学系指針及びゲノム指針からの主な変更点）：令和3年4月.

https://www.mhlw.go.jp/content/000769921.pdf

p.9〜12「研究責任者、研究代表者、研究協力機関（研究計画に関する手続き）」より

文献(5) 人を対象とする生命科学・医学系研究に関する倫理指針（本文）：

https://www.mhlw.go.jp/content/000757566.pdf

p.26〜29「研究計画書に関する手続」より

＊p.番号は、URLで表示されている内容でのページ番号です。

（講師）どなたか、ご意見がありますか？

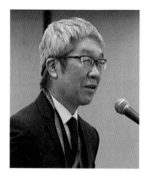

（遠藤先生）横浜市立大学の遠藤です。一括審査の流れはよくわかりましたが、例えばB病院で同意書関連の文書不備など、何か問題が起こった場合はどのように対応すればよいのでしょうか？

遠藤　格先生

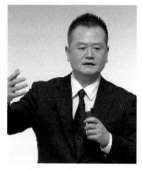

（講師）各研究機関の研究責任者（B病院）に報告し、研究責任者が研究機関の長（B病院）、および、研究代表者（A病院）に報告します。研究代表者が倫理委員会（A病院）へ報告し倫理委員会で審議し、その審議結果を受けて研究代表者が計画の中止や変更などの対応を決定し、研究機関の長（A病院）に報告します。**図17**に示します。

水野　修吾先生

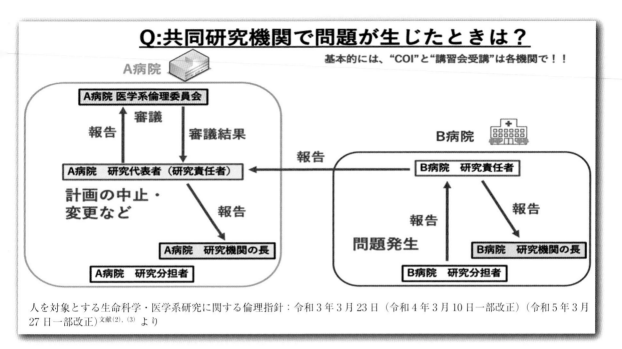

図17

（遠藤先生）ありがとうございます、よくわかりました。

文献(2) 人を対象とする生命科学・医学系研究に関する倫理指針：令和3年3月23日（令和4年3月10日一部改正）（令和5年3月27日一部改正）．

https://www.lifescience.mext.go.jp/files/pdf/n2373_01.pdf

p.30, 31 第6章「研究の信頼性確保」第11「研究に係る適切な対応と報告」より

文献(3) 人を対象とする生命科学・医学系研究に関する倫理指針　令和3年3月23日（令和4年3月10日一部改正）（令和5年3月27日一部改正）：

https://www.lifescience.mext.go.jp/files/pdf/n2373_01.pdf

p.33 第7　重篤な有害事事象への対応

＊p.番号は、URLで表示されている内容でのページ番号です。

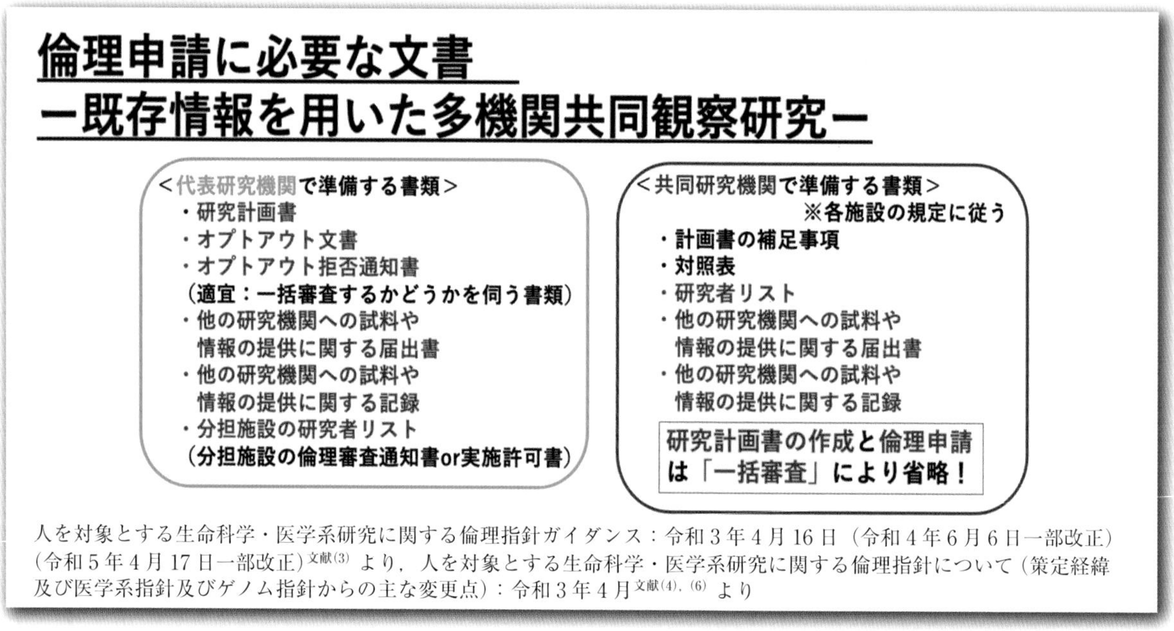

倫理申請に必要な文書
―既存情報を用いた多機関共同観察研究―

<代表研究機関で準備する書類>
- 研究計画書
- オプトアウト文書
- オプトアウト拒否通知書
 （適宜：一括審査するかどうかを伺う書類）
- 他の研究機関への試料や
 情報の提供に関する届出書
- 他の研究機関への試料や
 情報の提供に関する記録
- 分担施設の研究者リスト
 （分担施設の倫理審査通知書or実施許可書）

<共同研究機関で準備する書類>
 ※各施設の規定に従う
- 計画書の補足事項
- 対照表
- 研究者リスト
- 他の研究機関への試料や
 情報の提供に関する届出書
- 他の研究機関への試料や
 情報の提供に関する記録

研究計画書の作成と倫理申請
は「一括審査」により省略！

人を対象とする生命科学・医学系研究に関する倫理指針ガイダンス：令和3年4月16日（令和4年6月6日一部改正）（令和5年4月17日一部改正）文献(3) より，人を対象とする生命科学・医学系研究に関する倫理指針について（策定経緯及び医学系指針及びゲノム指針からの主な変更点）：令和3年4月文献(4),(6) より

図18

（講師）**図18**が実際の倫理申請に必要な文書の一覧になります。沢山の書類を準備する必要がありますが、共同研究機関では研究計画書を新たに作成する必要がなく、倫理申請に関する各施設の手間*(3),*(4)を一括審査により省くことができるようになりました。

文献(3) 人を対象とする生命科学・医学系研究に関する倫理指針ガイダンス：令和3年4月16日（令和4年6月6日一部改正）（令和5年4月17日一部改正）.
https://www.lifescience.mext.go.jp/files/pdf/n2376_01.pdf
p.73～83「既存試料・情報の提供を受けて研究を実施する者の手続（オプトアウトも）」より，
p.164～167「様式集（他の研究機関への資料・情報に関する届出書、研究機関の記録、予測できない重篤な有害事象報告等）」より
文献(4) 人を対象とする生命科学・医学系研究に関する倫理指針について（策定経緯及び医学系指針及びゲノム指針からの主な変更点）：令和3年4月．p.11，12「一括審査における考え方」より
https://www.mhlw.go.jp/content/000769921.pdf
文献(6) 人を対象とする生命科学・医学系研究に関する倫理指針ガイダンス：令和3年4月16日
公表用__ガイダンス　https://www.mhlw.go.jp/content/000769923.pdf
p.72～83「オプトアウトについて」より
＊（3）人を対象とする医学系研究に関する倫理指針：平成27年2月26日．
https://www.lifescience.mext.go.jp/files/pdf/n1493_01.pdf
＊（4）人を対象とする生命科学・医学系研究に関する倫理指針について-(医学系指針・ゲノム指針からの変更点と注意点)：令和3年7月．
https://www.lifescicnce.mext.go.jp/files/pdf/n2265_04.pdf
＊p.番号は、URLで表示されている内容でのページ番号です。

(堀先生) 最後に一つ教えてください。研究代表機関で準備する書類の中にある、オプトアウト拒否の通知とは何でしょうか？　何を拒否するときに、その文書が必要なのでしょうか？

(講師) オプトアウト、良く出てくる言葉ですよね。臨床研究におけるオプトアウトの**反対の言葉**を、堀先生は知っていますか？

*(堀先生) オプトアウト、アウトだからインで**オプトイン**ですか？　意味はきちんと説明できませんが。*

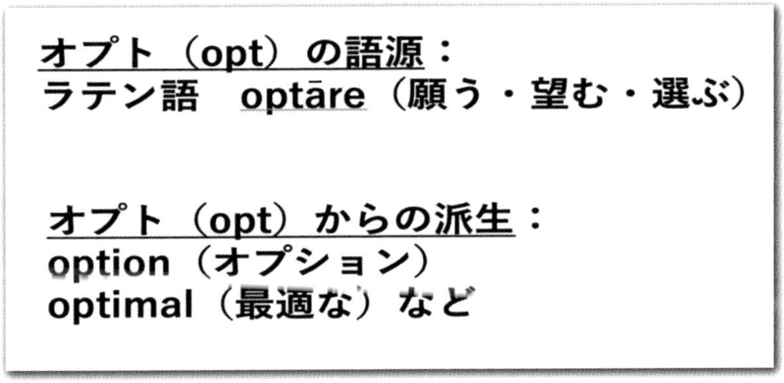

オプト（opt）の語源：
ラテン語　optāre（願う・望む・選ぶ）

オプト（opt）からの派生：
option（オプション）
optimal（最適な）など

図 19

(講師) 正解です。オプトの語源はラテン語で、望む、選ぶという意味があります。オプトから派生した言葉は option や optimal といった言葉があります（**図 19**）。

opt（オプト）＝（患者による）選択

オプトイン：
文書もしくは口頭で十分な説明を行い、患者様からの**同意（インフォームド・コンセント）**を受けて行われます。

参加の意思表示 → 研究協力・結果の公表

オプトアウト： 既存試料を用いた観察研究
患者様一人ずつから**直接同意取得は不要**ですが、研究目的・実施について**情報公開**し、拒否の機会を保障します。

離脱の意思表示 ← 研究協力・結果の公表

人を対象とする生命科学・医学系研究に関する倫理指針ガイダンス：令和3年4月16日（令和4年6月6日一部改正）（令和5年4月17日一部改正）文献(3)、(6) より

図20

（講師）**オプトの意味は、臨床研究への参加に関する患者の選択権**を意味します。**オプトイン**は、文書もしくは口頭で十分な説明を行い、患者からの同意（**インフォームド・コンセント**）を得て臨床研究が行われます。すなわち、研究協力・結果の公表に関する参加意思表示するということで、**オプトアウト**とは、臨床研究のうち患者さま一人ずつから直接同意を得る必要はありませんが、研究の目的・実施についての情報を公開し、さらに**拒否の機会を保障**する必要があります。**研究協力・結果の公表に関する離脱の意思表示**することです（**図20**）。

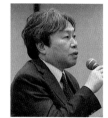

（大塚先生）千葉大学の大塚です。オプトアウトの意味はわかりましたが、一つ質問があります。情報公開はどのように行うべきでしょうか？　多くの機関では研究内容をホームページ上にアップロードしたり外来に掲示していますがそれで良いのでしょうか？

大塚　将之先生

文献(3) 人を対象とする生命科学・医学系研究に関する倫理指針ガイダンス：令和3年4月16日（令和4年6月6日一部改正）（令和5年4月17日一部改正）.
https://www.lifescience.mext.go.jp/files/pdf/n2376_01.pdf
p.73〜129 までのインフォームド・コンセントの手続に関する記載を把握して、図20 のオプトインとオプトアウトの内容が理解できます。
文献(6) 人を対象とする生命科学・医学系研究に関する倫理指針ガイダンス：令和3年4月16日
公表用＿ガイダンス　https://www.mhlw.go.jp/content/000769923.pdf
p.72〜83「オプトアウトについて」より
＊p.番号は、URL で表示されている内容でのページ番号です。

（講師）研究計画書に“患者への説明方法はオプトアウトで行う”と記載があり、それを倫理委員会が承認したのであれば、計画書通り行っているということで、ホームページ上にアップロードしたり、外来に掲示をすることで問題ありません。公開されたオプトアウト文書の実例を示します。青い四角で囲んだ部分がオプトアウトの文言になります（図21）。

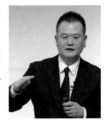

水野　修吾先生

オプトアウト文書（例）

9) 研究計画書および個人情報の開示：

　あなたのご希望があれば、個人情報の保護や研究の独創性の確保に支障がない範囲内で、この研究計画の資料等を閲覧または入手することができますので、お申し出ください。また、この研究における個人情報の開示は、あなたが希望される場合にのみ行います。あなたの同意により、ご家族等（父母、配偶者、成人の子又は兄弟姉妹等、後見人、保佐人）を交えてお知らせすることもできます。内容についてお分かりになりにくい点がありましたら、遠慮なく担当者にお尋ねください。この研究はあなたのデータを個人情報がわからない形にして、学会や論文で発表しますので、ご了解ください。この研究にご質問等がありましたら下記の連絡先までお問い合わせください。また、あなたの試料・情報が研究に使用されることについてご了承いただけない場合には研究対象としませんので、下記の連絡先までお申し出ください。この場合も診療など病院サービスにおいて患者の皆様に不利益が生じることはありません。あなたが研究を拒否された場合、これまで取得したデータは全て削除します。ただし、解析中もしくは論文執筆中のデータ、また、既に学会や論文で発表されたデータについては、削除できないことが

> この研究はあなたのデータを個人情報が分からない形にして学会や論文で発表しますのでご理解ください。
> あなたの試料・情報が研究に使用されることについて**ご了承いただけない場合には研究対象としませんので、下記の連絡先までお申し出ください。**

担当者：●●
電話：●●（平日：9 時 30 分～17 時 00 分）ファックス：●●

図21

（講師）“あなたの試料・情報が研究に使用されることについて**ご了承いただけない場合には研究対象としませんので、下記の連絡先までお申し出ください。**”と記載があります。つまり、研究参加に対する離脱の機会が保障され、その方法についても明記されています。この**2つが記載**されていれば、ホームページへの掲載や外来での掲示を行うことで問題ありません。

（モデレーター）水野先生ありがとうございました。皆さんもご理解いただけたでしょうか。それでは改めまして皆さんに質問です。"多機関共同研究の一括審査方法"について、QRコードで示した設問にお答えください。

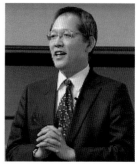

佐野　圭二先生

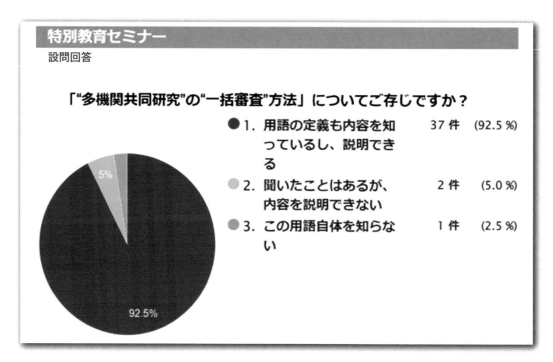

図22

（モデレーター）90％を超える方々にご理解をいただけました（図22）。目まぐるしく変わる指針ですが、今回の説明でご理解いただけたようです。水野先生ありがとうございました。

（講師）最後になりましたが、本稿執筆にあたり、終始多大なご指導を賜った、三重大学医学部附属病院　臨床研究開発センター教授田丸智巳先生に深謝致します。

パート5　利益相反とは？　どのように行うか？
―適切な利益相反マネージメント―

講師：向井俊太郎
モデレーター：伊佐地秀司

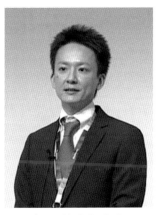
向井 俊太郎先生

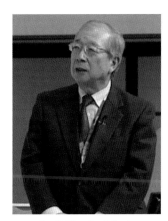
伊佐地 秀司先生

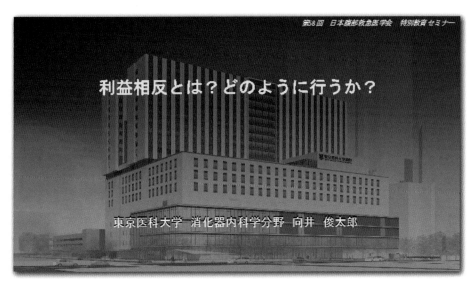
図1

（講師）よろしくお願いします。東京医科大学消化器内科の向井でございます。このセッションでは利益相反（COI）とはいったい何であるのか、どのように扱って行くべきなのか、皆様と一緒に考えていきたいと思います。よろしくお願いします。

（講師）まず、医学系研究を行い学会発表を行う際、必ずこのような COI（利益相反）の開示を行っていると思いますし、所属の研究機関や学会に対して年 1 回、COI 自己申請書を作成して COI の開示を行っていると思います[文献(1),(2)]。この機会に、利益相反（COI）について、一緒に勉強しましょう。

　下記の**図 2、3** が日本腹部救急医学会で行う COI 開示の形式です。

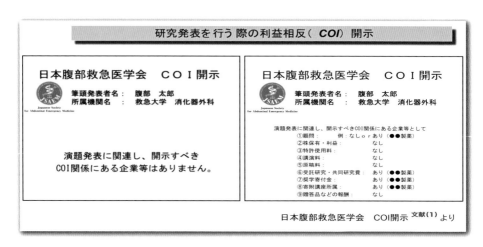

図 2

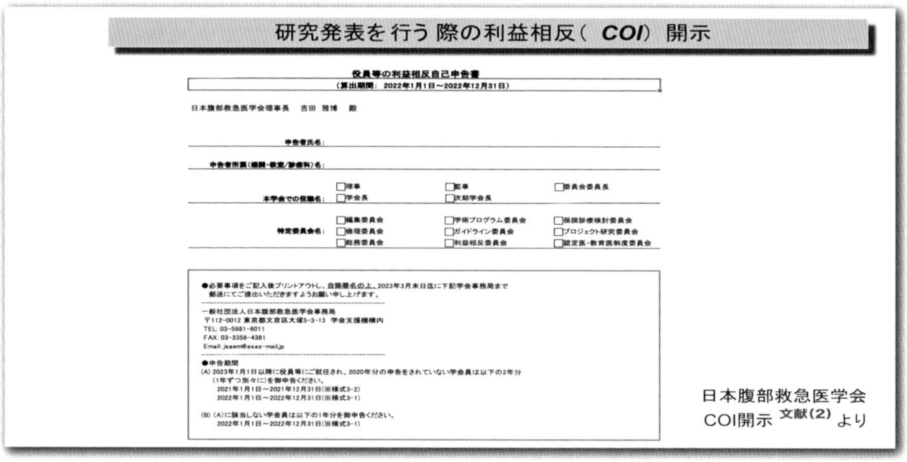

図 3

文献（1）日本腹部救急医学会　筆頭演者の利益相反自己申告書：
https://view.officeapps.live.com/op/view.aspx?src=https%3A%2F%2Fsite.convention.co.jp%2Fjsaem57%2Fwp%2Fwp-content%2Fuploads%2F2020%2F08%2Fcoi_slide.pt&wdOrigin=BROWSELINK
下に記載されている Slide 1/2 をクリックして slide 2 も読みとれます.
文献（2）日本腹部救急医学会　役員等の利益相反自己申告書：
https://plaza.umin.ac.jp/jaem/docs/2023利益相反/2023年用COI申告フォーム.xlsx?20230126

（モデレーター）確かに COI、利益相反という言葉は知っていますが、COI とは何か、と改めて聞かれると明確に答えることができないかも知れないですね。会場ならびに web 参加の皆様、スライドに掲載されている QR コードを、スマートフォンで読み取って、設問にお答えください（**図4**）。

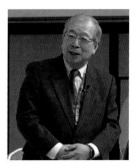

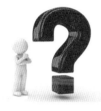

図4

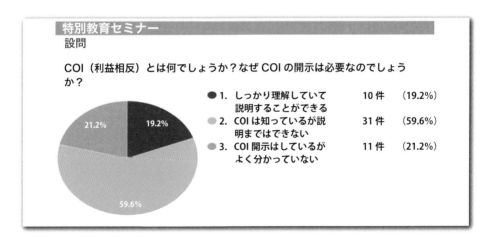

図5

（モデレーター）集計結果を見てみましょう。3の COI 開示はしているがよく分かっていないが約2割、2の COI は知っているが説明まではできないが約6割ですね（**図5**）。どなたか COI について説明できる方はいらっしゃいますか？

(浅野先生) 藤田医科大学ばんたね病院外科の浅野です。COI というのは発表者や研究者が、製薬会社や医療機器メーカーとの金銭的な利害関係を明確に提示することだと考えています。

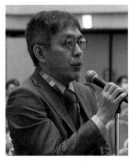

浅野　之夫先生

(モデレーター) 研究者と製薬会社、医療機器メーカーがあげられました。では、利益相反の言葉の意味を考えてみると、英語では、COI（Conflict of Interest）つまり、相互の利益が互いに対立していることを表します[文献(3)]。では、医学系研究において、利益相反とは、**いったい誰と誰の利益が相反している**ことを指すのでしょうか？

(浅野先生) そうですね、金銭的利害関係がある場合、研究者とそのスポンサーである製薬会社、医療機器メーカーは同じ方向を向いて研究を進めるので、相反関係にはないということになり、どういうことなのかわからないですね。

(モデレーター) では、向井先生に、もう少し詳しく説明していただきましょう。

(講師) まず、利益相反とは何かということになりますね。
　利益相反とは、英語でいうと conflict of interest、略して COI です。文字通り解釈すれば、**相互の利益が互いに対立している事象**そのものを指します[文献(3)]。
　では、医学研究における利益相反とは、**誰の何の利益が相反している**のでしょうか？

文献(3) 新谷由紀子、菊本　虔：大学における利益相反を学ぶ.
https://coi-sec.tsukuba.ac.jp/wp-content/uploads/2019/06/201707.pdf

（講師）公平に行われた医学研究の成果に伴い医学が進歩し、最終的に患者の利益・社会的利益となります。一方、医療機器メーカーや製薬会社は、自社製品・薬品を売りたいので医学研究でその有用性を証明してほしいとの希望があります。

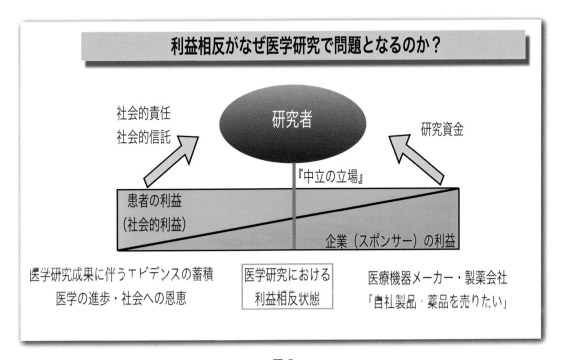

図6

（講師）しかし、特定の医療機器や薬品が有用性を示すことができないケースも多く、そのようなケースでは患者の利益とスポンサーの利益が反対の関係となってしまいます。しかし、医学研究において、研究者は、この互いの利益の間で中立の立場で研究を行っていくことを求められています（**図6**）。一方、スポンサーからの金銭的援助が大きくなると、どうなるでしょうか？

（浅野先生）そうですね、研究者も人間ですから、どうしてもいわゆる忖度^{注釈(1)}*してスポンサーの製品・薬品の有用性をなんとか示したいと考えてしまう可能性があります。*

注釈(1) 忖度（そんたく）とは：本来の意味は「相手の気持ちを考慮する」ことで，どちらかというとポジティブなイメージの言葉である．しかし，最近の国語辞典では，「特に立場が上の人の意向を推測し，盲目的にそれに沿うように行動することの意で用いられる」と新たな意味が付け加えられており，顔色をうかがう，ご機嫌をとるといった，ややネガティブな意味合いが強くなっている．
https://domani.shogakukan.co.jp/462878

（講師）そうですね、**患者の利益・社会的利益よりもスポンサーの利益を優先して、スポンサー寄りの立場で研究を行うようになってしまうこともあります。そこから研究不正、バイアスのかかった臨床研究が行われると、真実とは異なる結果が人為的に作られ、最終的に重大な社会的影響を及ぼすことがあります。これが医学研究における利益相反問題です。**

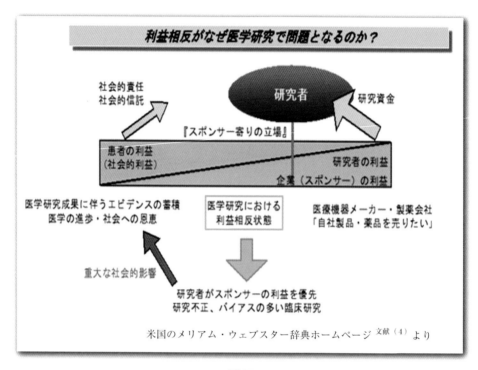

図7

（講師）COI とは、米国のメリアム・ウェブスター辞典では、a conflict between the private interests and the official responsibilities of a person in a position of trust と定義されています文献(4)（**図7**）。責任ある地位に就いている者、つまり医師・研究者が、私益のためスポンサーの利益を優先し、職務上の責任、正しい医学研究を行い患者、社会に貢献する責務との間で衝突しているこの構図、つまり本来研究で利益をうけるべき患者と研究者や企業の利益が相反している状態が医学研究における利益相反状態です。浅野先生、いかがでしょうか？

文献(4) 米国のメリアム・ウェブスター辞典ホームページ：
https://www.merriam-webster.com/dictionary/conflict%20of%20interest

(浅野先生) ありがとうございます。よくわかりました。患者の利益と研究者・企業（スポンサー）の利益が相反している状態が医学研究における利益相反だったのですね。質問があるのですが、ではこの利益相反状態から具体的にはどのような問題が起こり得るのでしょうか？

(講師) この COI 問題に起因する問題として、スポンサーに有利な報告を行う様々なバイアス行為[注釈(2)] があり、さらに重大なものとしてデータの**捏造**[注釈(3)] や**改竄**[注釈(4)] といった**研究不正行為**が行われます（**図 8**）。

利益相反（COI）に起因するバイアス・研究不正

- ✓ **臨床研究バイアス**
  スポンサーにとって不利な結果が予測されれば，臨床研究そのものを実施しない
- ✓ **出版バイアス**
  スポンサーにとって不利な結果は論文公表しない
- ✓ **報告バイアス**
  スポンサーにとって好都合な公表（効果を過大評価し，有害事象は過小評価）

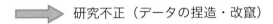 研究不正（データの捏造・改竄）

図 8

注釈(2) バイアスとは：明らかにしたい真の結果を誤らせる要因をバイアスといい，日本語では「偏り」や「誤差」と表現される．研究を行う以上，バイアスのない研究はないし，完全にバイアスを取り除くことができないのが実情だが，いかにバイアスの程度を小さくするかが研究を行う上で重要となる．
https://kirakunurse.com/bias/
注釈(3) 捏造（ねつぞう）とは：存在しないデータ，研究結果等を作成すること．
注釈(4) 改竄（かいざん）とは：研究資料・機器・過程を変更する操作を行い，データ，研究活動によって得られた結果等を真正でないものに加工すること．「改竄」：フリー百科事典ウィキペディア（Wikipedia）2022 年 11 月 7 日（月）03：36
https://ja.wikipedia.org/wiki/改竄

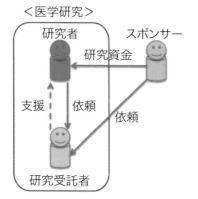
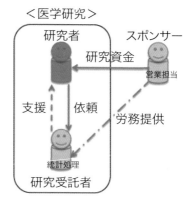

問題行為：不適切な契約形態

【双方代理】

＜医学研究＞

研究者　スポンサー

研究資金

支援　依頼　依頼

研究受託者

「研究者」「スポンサー」双方から
依頼を受け業務を支援する

【自己契約】

＜医学研究＞

研究者　スポンサー

研究資金

営業担当

支援　依頼　労務提供

統計処理

研究受託者

「スポンサー」関係者が「研究者」
の業務を支援する行為

図9

（講師）COI 問題に起因する特有の問題行為として、不適切な契約形態というのがあげられます。大きな医学研究では研究者 1 人で行うことができないので、研究受託者・支援者を雇うことも多いかと思いますが、この研究受託者はスポンサーとは独立した立場でなくてはなりませんが、スポンサー関係者が研究チームの一員として加わってしまうことがあります（図9）。

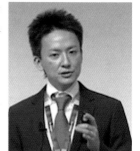

　これが大きな社会問題となった代表的な例が、2014 年に告発されたディオバン事件です。浅野先生、この事件はご存知ですか？

（浅野先生）有名な事件なので名前は知っているのですが、詳細までは知りません。

（講師）このディオバン事件はノバルティスファーマ社の支援を受けた 5 大学で、ARB（アンギオテンシン II 受容体拮抗薬）であるディオバンの有効性を検証した RCT が行われました。その RCT で、ディオバンは心血管イベントの抑制効果がかなり高いという結果が報告され、その結果からディオバンの販売がかなり促進されました（図10）。

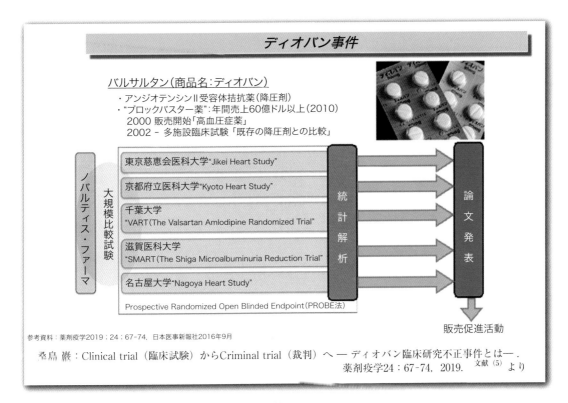

図10

（講師）しかし、後にこれらの RCT のデータや図表を見直した結果、明らかに不自然な点があることが指摘されました文献(5), ＊(1), 文献 (6)。**調査を行ったところ、製薬会社の社員**が大学の非常勤講師の肩書きで研究に参画し、ディオバンに有利な研究デザインを提案したり、データの改竄を行ったり、最終的には図表の作成にまで関与していたことが明らかになりました。さらにその背景として、ノバルティスファーマ社からこの5大学に合計11億円を超える多額の寄付金が提供されていたことが明らかになりました（**図11**）。

文献(5) 桑島　巖：Clinical trial（臨床試験）から Criminal trial（裁判）へ―ディオバン臨床研究不正事件とは―. 薬剤疫学 24：67-74，2019.

https://www.jstage.jst.go.jp/article/jjpe/24/2/24_24.67/_pdf/-char/ja

＊(1)　桑島　巖：赤い罠―ディオバン臨床研究不正事件. 日本医事新報社，2016 年 9 月

https://www.jmedj.co.jp/journal/paper/detail.php?id=8378

文献(6) 特別企画：ディオバン事件　問題点と教訓を考える｜ Web 医事新報｜日本医事新報社

https://www.jmedj.co.jp/journal/paper/detail.php?id=1332

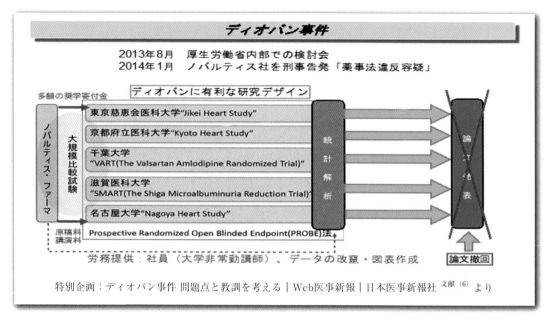

図11

文献(6) 特別企画：ディオバン事件　問題点と教訓を考える｜ Web 医事新報｜日本医事新報社
https://www.jmedj.co.jp/journal/paper/detail.php?id=1332

（講師）つまり、この臨床研究自体がもともと利益相反問題のリスクがかなり高い、研究不正が起きやすい研究だったにもかかわらず、倫理委員会は製薬会社から研究者へ多額の寄付金が支払われていたことを十分把握していなかったのです。この臨床研究に対して十分な審議が行われず、倫理委員会が歯止めとして機能していなかったことが浮き彫りとなった事件でもありますね（**図12**）。浅野先生いかがでしょうか。

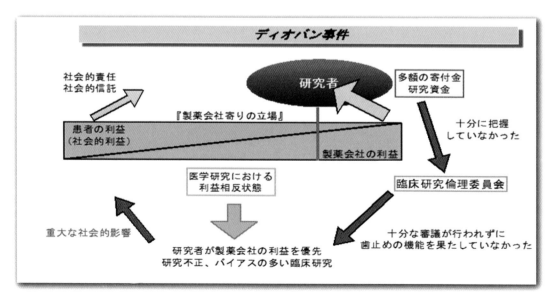

図12

(浅野先生) なるほど、こういう事件だったのですね。この事件をきっかけとして、臨床研究を開始する前に倫理委員会で利益相反問題がないかどうかしっかりとチェックされるようになったのですね。

(講師) まさにそのとおりです。ではこのような医学研究における利益相反問題が起こりえるなか、実際にどのようにこの利益相反問題をマネージメントして、このような研究不正が起こらないようにすればよいのでしょうか？（**図13**）皆様のご意見を伺いたいのですがいかがでしょうか？

図13

(モデレーター) そうですね、難しい問題かと思いますがこの利益相反をどのようにマネージメントすればよいのでしょうか？　皆様、何かよい案がございますか？

(浅井先生) 東邦大学の浅井です。一般的な犯罪と一緒で、研究不正に対する罰則を強化したらいかがでしょうか。例えば飲酒運転に関しては、罰則を強化したことによって明らかに発生件数が減ったと聞いております。

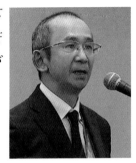

浅井　浩司先生

147

（モデレーター）なるほど、確かにそうですね。ただ、アルコールの場合はアルコール検知器を使えば違反していることが明白ですが、臨床研究の利益相反問題による研究不正を明らかにするのはなかなか難しいのではないでしょうか。

（浅井先生）そうですね。ディオバン事件のように明らかな問題がある場合は別としてちょっとした不正に関しては、なかなか立証が難しいのかもしれません。調査委員会を立ち上げて調査するにしてもかなりの人手と時間がかかると聞いたことがありますし…。

（モデレーター）向井先生、その問題についてはどうすればよろしいでしょうか？

（講師）浅井先生のおっしゃる通りで、**実際に金銭的利害関係に起因する研究不正の証明は困難なケースがほとんどで、疑念を抱かれた当人も否定することがほとんどであり、**法律で罰することは困難が予測されます。つまり**単に研究不正に対して罰則を強化したとしても利益相反問題はなかなかなくならないことが予測されます。**

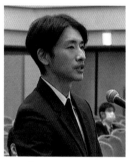

（澁谷先生）よろしいでしょうか。帝京大学の澁谷です。では、利益相反問題の元凶である金銭的利害関係を排除する目的で、医学研究における医療機器メーカーや製薬会社のスポンサー化を禁止するというマネージメントはいかがでしょうか？

（モデレーター）スポンサーからの研究費の提供が無くなると、研究は科研費などの公的資金で賄わなくてはならなくなりますが、澁谷先生の施設でスポンサーからの寄付金なしで研究は進められますか？

澁谷　誠先生

（澁谷先生）そうですね。研究には資金が必要ですし、公的資金だけということになりますと研究の規模を縮小せざるを得なくなり、十分な成果をあげるのは難しくなるかもしれません。

（モデレーター）そうですね、この方法も難しいですかね。向井先生いかがですか？

（講師）実際に我が国における医学研究の資金源のデータを見てみ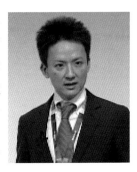ますと、**医学系研究における研究資金の50%は民間企業からの資金で賄われている**というデータもございます。多くの研究資金は民間企業からの支援で成り立っている現状を考えると、医学研究が成り立たなくなってしまう、少なくとも世界で通用するレベルの医学研究を行うことがなかなかできなくなることが予測されます。この点に関しては、日本だけの問題ではなく、欧米諸国でも同じような問題が起きているようです。

（澁谷先生）なるほど、確かにそうですね。では実際どのようにCOI問題をマネージメントするのが良いのでしょうか？

利益相反問題の解決法

研究不正に対する罰則強化
✓研究不正の原因が金銭的利害関係であったことを立証することは極めて困難

✓疑念を抱かれても当人は否定することがほとんど

医学研究における金銭的利害関係の排除
✓国の財政はひっ迫しており，大学等の基盤研究を支える資金は年々減少している

✓医学系研究における外部資金の50%は民間企業からの資金

✓企業からの資金がなくなれば日本の医学研究は成り立たない

✓日本だけでなく欧米諸国でも同じような問題が起こっている

 利益相反マネージメントにおいて，事前に利害関係を開示し，予防措置を取るしかない

図14

（講師）その点に関しては色々な議論がなされてきた上で最終的な結論としては、利益相反問題のマネージメントにおいては事前に利害関係をしっかり開示して、COI問題が起こらないように**各方面から予防的な措置をとるしかない、という結論に至っております**（**図14**）。

　そのような背景のもとに、民間企業や研究機関それぞれのCOI開示に関するガイドラインや指針が整備されてきております（**図15**）[文献(7)〜(13)]。

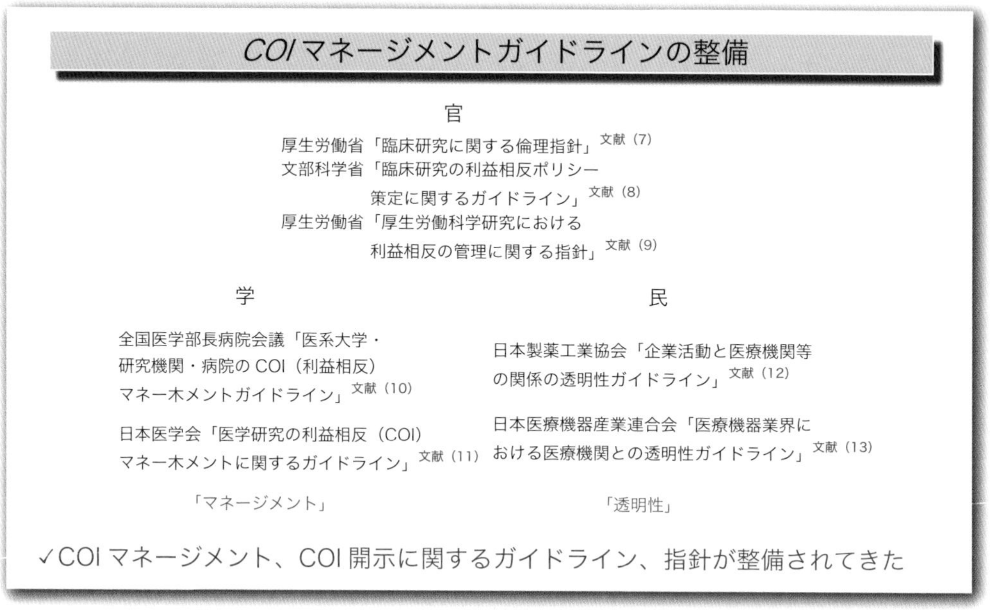

図15

文献(7) 厚生労働省「臨床研究に関する倫理指針」：平成15年7月30日（平成16年12月28日全部改正）.

https://www.mhlw.go.jp/general/seido/kousei/i-kenkyu/rinri/0504sisin.html

文献(8) 文部科学省「臨床研究の利益相反ポリシー策定に関するガイドライン」：平成18年3月.

https://www.tokushima-u.ac.jp/ccr/file/riekisouhan_rinsyo.pdf

文献(9) 厚生労働省「厚生労働科学研究における利益相反（Conflict of Interest：COI）の管理に関する指針」：（平成20年3月31日科発第0331001号厚生科学課長決定）（平成27年4月1日一部改正）（平成29年2月23日一部改正）（平成30年6月26日一部改正）.

https://www.mhlw.go.jp/file/06-Seisakujouhou-10600000-Daijinkanboukouseikagakuka/0000152586.pdf

文献(10) 全国医学部長病院長会議「医系大学・研究機関・病院のCOI（利益相反）マネージメントガイドライン」：平成25年11月15日策定（平成26年2月24日改訂）.

https://www.ajmc.jp/pdf/coi26-2-24.pdf

文献(11) 日本医学会「医学研究のCOIマネージメントに関するガイドライン」：平成27年3月一部改定.

https://jams.med.or.jp/guideline/coi-management_2015.pdf

文献(12) 日本製薬工業協会「企業活動と医療機関等の関係の透明性ガイドライン」：2011年1月19日策定　2013年3月21日改定.

https://www.jsicm.org/pdf/coi130205_1.pdf

文献(13) 日本医療機器産業連合会　企業倫理委員会「医療機器業界における医療機関等との透明性ガイドライン」：平成24年5月.

http://www.mtjapan.or.jp/jp/mtj/compliance/pdf/guidelines-9.pdf

（講師）利益相反のマネージメントでは、**図16、17**のように、10項目が対象となります。研究者本人はある一定の基準を超えた場合に、COIの開示が必要となるし、本人以外でも、配偶者・一親等以内の親族・財産を共有する者が、1〜3の項目に該当する場合は開示が必要となります。具体的な例としまして、学会発表を行う際にCOI開示を行っていると思いますが、「あり」、か、「なし」で開示するかたちとなっております[文献(14)]。

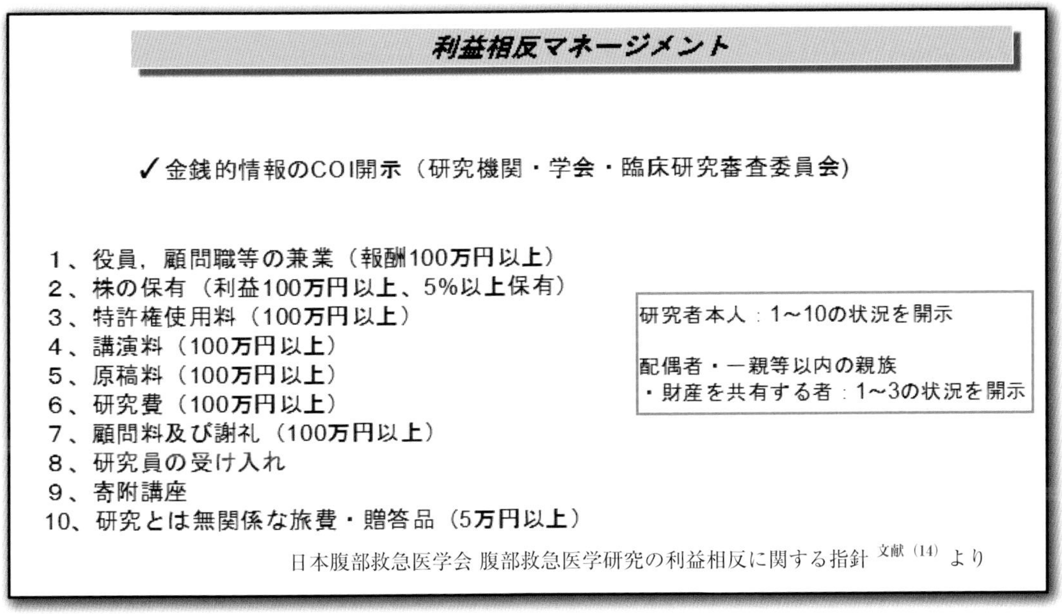

図16

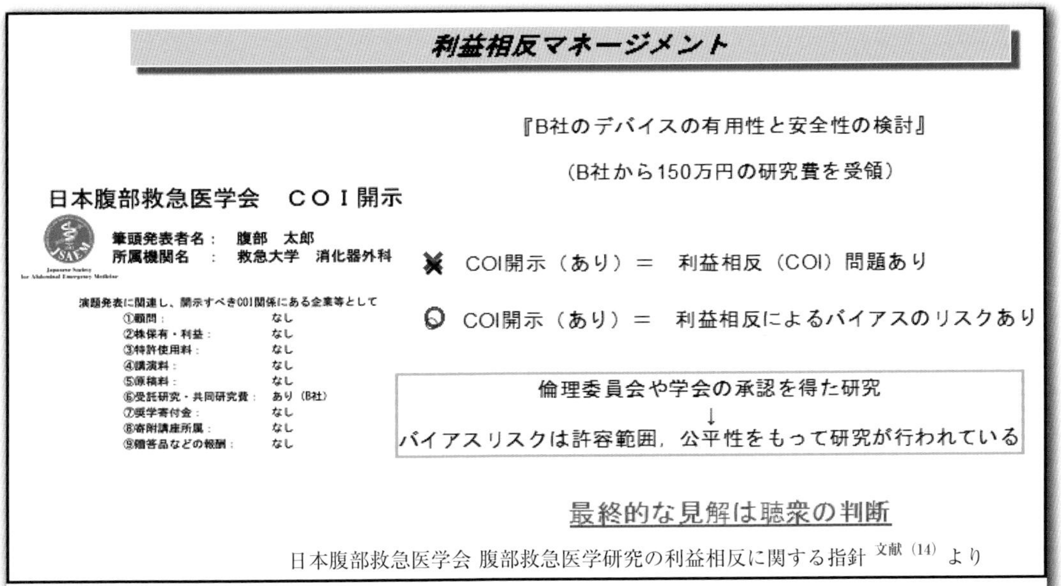

図17

（講師）例えば、B社のデバイスの有用性と安全性の検討を報告する際に、B社から150万円の研究費をもらっていたとすると、**研究費でCOIあり**になりますと記載することになっております。

　ただ、ここで注意が必要なのは、COIの開示があるからと言ってイコール利益相反の問題がある研究という訳ではありません。

　あくまでCOIの開示ありというのは利益相反によるバイアスのリスクが多少ある研究であるということを示しているにすぎません。"COIの開示が「あり」"だからと言って悪いというわけではありません。

　さらに最近では倫理委員会や学会がCOIのマネージメントを行い、その承認を得て研究を行っているのでは、バイアスリスクは許容範囲内、公平性を持って研究が行われていることを示すことにもなります。ただ、最終的に研究の結果や内容をどのように解釈するかということは、聴衆の判断になります。

　それでは、ここで、COIありと、開示なしについて、利益相反マネージメントの面から話を続けてみます。文献(14)

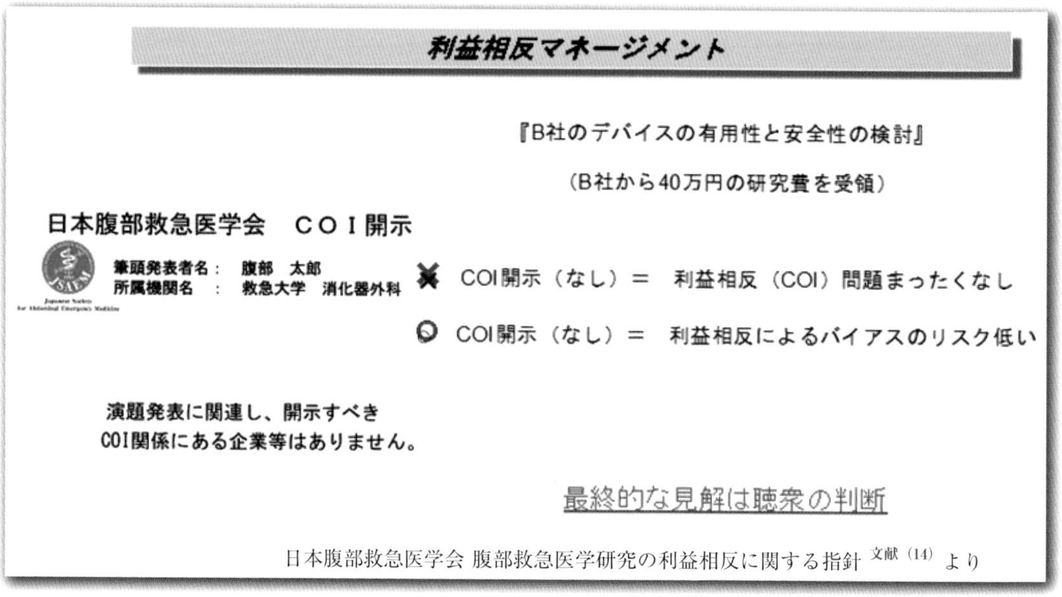

利益相反マネージメント

『B社のデバイスの有用性と安全性の検討』

（B社から40万円の研究費を受領）

日本腹部救急医学会　ＣＯＩ開示

筆頭発表者名：　腹部　太郎
所属機関名：　救急大学　消化器外科

✖ COI開示（なし）＝　利益相反（COI）問題まったくなし

◎ COI開示（なし）＝　利益相反によるバイアスのリスク低い

演題発表に関連し、開示すべき
COI関係にある企業等はありません。

最終的な見解は聴衆の判断

日本腹部救急医学会 腹部救急医学研究の利益相反に関する指針 文献 (14) より

図18

文献(14)日本腹部救急医学会　腹部救急医学研究の利益相反に関する指針：

https://www.c-linkage.co.jp/jsaem59/pdf/coi.pdf

（講師）引き続き、例題を述べます。次に B 社から 40 万円の寄付を貰っていた場合は 100 万円を下回っていますので COI の開示はなしになります。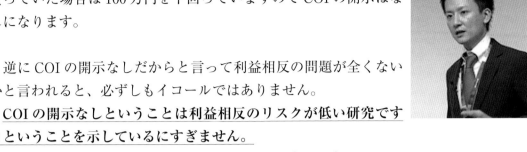

　逆に COI の開示なしだからと言って利益相反の問題が全くないかと言われると、必ずしもイコールではありません。
　COI の開示なしということは利益相反のリスクが低い研究ですよということを示しているにすぎません。
　この場合も最終的には聴衆の判断になります（**図 18**）。

　つまり COI の開示ありは悪い、COI の開示なしが良いというわけではありません。**COI の開示ありの印象が悪いからと言って、虚偽の申告をして COI なしにしてしまうことの方がよっぽど問題があると考えられます。**

利益相反マネージメント

✓金銭的情報の COI 開示（研究機関・学会・臨床研究審査委員会）

✓利益相反アドバイザーが具体的な事実関係を調査・検討

✓必要に応じて利益相反委員会，倫理委員会で審議，適切な対応策を提案

✓定期的なフォローアップを行う

図 19

（講師）さらに利益相反マネージメントの話に戻しますが、**COI を受ける側である研究機関や学会は、利益相反のプロであるアドバイザーをしっかり育成すること**が求められます。そのアドバイザーが不正の起きやすい利益相反状態になっていないかどうかの調査・検討を行い、必要に応じてさらに上の組織である利益相反委員会や倫理委員会で審議を行います。必要があれば研究者に対して適切な対応策を提案し、研究が行われている間も定期的なフォローアップを行っていく必要があります。このようにして利益相反問題を抑制する、問題が大きくなる前に早期発見をすることが重要です（**図 19**）。

（モデレーター）なるほど、COI の開示が必要だということがこれまでの説明でよくわかりました。会場から他に何か質問はございますか？

（浅野先生）もう一点教えていただきたいのですがよろしいでしょうか？
　COI 問題を予防するために COI の開示が必要なことはよくわかりました。ただ実際にわれわれ研究者に COI を開示することによるメリットはあるのでしょうか？

（モデレーター）浅野先生はどうお考えですか？

（浅野先生）毎年さまざまな研究で COI の開示は行っているのですが、申請する手間がかかるだけであまりメリットを感じておりません。仕方なく開示や申請をしてはいますが。

（モデレーター）そうですね、私自身も COI 開示におけるメリットを感じておりません。向井先生、この点いかがでしょうか？

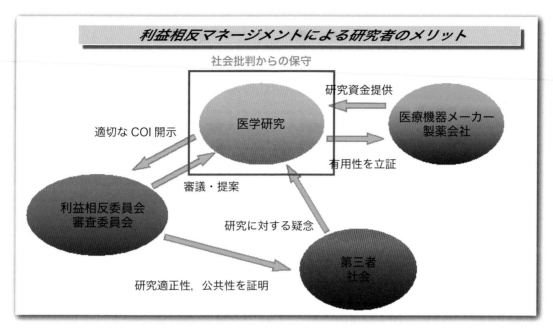

図20

（講師）非常に重要なポイントだと思います。確かに煩雑な作業だけ増えて、研究者側には何のメリットもないように思われますが、実際のところそうではございません。ディオバン事件以降、臨床研究に対する疑念・懸念は強くなっており、せっかくの素晴らしい医学研究を行ったとしても第三者や社会から懐疑的な目を向けられやすくなっております。確かに面倒な作業も多いですが、適切にCOIを開示し、しかるべき組織でしっかり審議を行ってもらうことで、**この研究は適切なCOIのマネージメントがされている研究であるというお墨付きをいただくことができます。**そうすることによって、一方的な社会的批判を受けたとして、COI問題のリスクの少ない研究であるというお墨付きをいただいているので、そのような**社会的批判からもっと大きな組織として研究を守ることができます**（図20）。この点は、研究者にとっても十分メリットのあることだと考えられております。浅野先生いかがでしょうか？

（浅野先生）ありがとうございました。よくわかりました。
　COIを開示することによって、われわれ研究者を守ることにもつながるのですね。

（モデレーター）向井先生、ありがとうございました。COI を開示することで、わたしたち自身を守ることになることがよく理解できました。

それではもう一度、COI（利益相反）とは何でしょうか？　なぜ COI の開示は必要なのでしょうか？

会場参加、web 参加の皆さん、QR コードからお答えください。

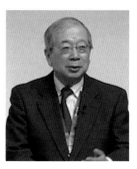

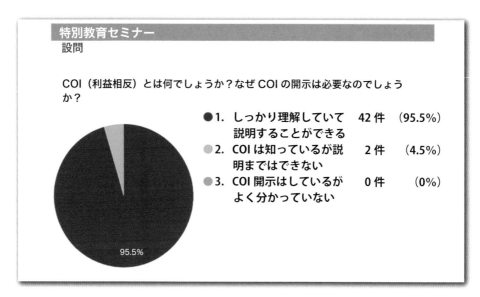

図21

（モデレーター）すごいですね。約 95％の方々が COI について理解していただくことができました（図21）。

向井先生、ありがとうございました。私自身も理解することができました。

総括

ディレクター^{注釈(1)}：高田忠敬先生
モデレーター^{注釈(2)}：伊佐地秀司

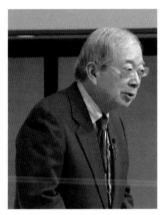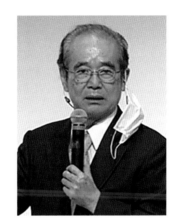

伊佐地 秀司先生　　　　　　　高田　忠敬先生

（伊佐地先生）最後の時間になりました。それでは、総括発言として、今回の Modified Socratic Method の創案・総括責任者でもあり、我々を指導していただいた高田忠敬教授から総括発言をお願いしたいと存じます。

（高田先生）会場の皆さま、Web での視聴の皆さま！
　今日の特別教育セミナー楽しんでいただきましたか？　今回のテーマは、"人を対象とする生命科学・医学研究に必要な倫理規定、医師と患者の医療倫理学を勉強しましょう" です。このテーマでの内容については、「知っているようで、詳しくは知らない」という分野のようです。講師の皆さまが一生懸命調べ、何度もリハーサルを行いました。短い期間にどんどんどんどん向上してくる事が見えて、この特殊な教育方式である Modified Socratic Method（MSM）で披露させていただきました。

注釈(1) ディレクター：制作物の作品としての質に責任を持つ者のこと．その責務を全うするために，企画・立案・制作に関与して業務全般をつかさどる場合もある．「ディレクター」：フリー百科事典「ウィキペディア（Wikipedia）」

https://ja.wikipedia.org/wiki/ディレクター

注釈(2) モデレーター：司会者として，物事が円滑に進むように第三者（中立的な）としての役割を果たす．さらに，参加者から意見を引き出したり，話をまとめたり，参加者が納得できるような結論を導いたりもする．

https://boutex.jp/archives/4226

（高田先生）皆さん、いかがでしたか？　講師の先生方が一生懸命勉強して、彼らの努力が実り、皆様に語りかけるような講義をしていただき、ありがたく思います。会場の皆さま、ならびに、web視聴の皆さま！　できれば拍手で讃えていただきたいと存じます。

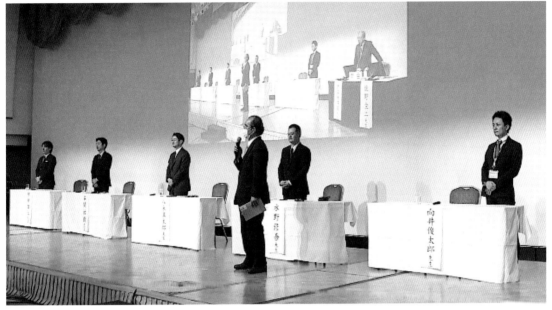

図1　講師の皆さま（左から、阿部講師、本間講師、八木講師、水野講師、向井講師）

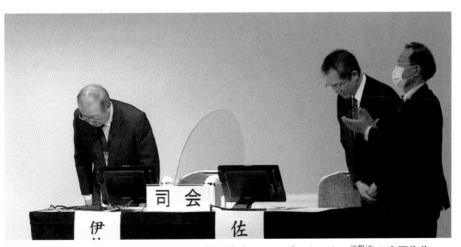

図2　モデレーターの伊佐地先生と佐野先生、コーディネーター^{注釈(3)}の吉田先生

（高田先生）（会場から大きな拍手）皆さま、ありがとうございました。

注釈(3)　コーディネーター：スムーズに進行する為に細かく調整する人.
https://meaning-difference.com/?p=6150

（高田先生）私は、2020年に、第56回日本腹部救急医学会総会での堀口会長の下で、この **Modified Socratic Method** を基にした**特別教育セミナーを行いました**。その後、この教育セミナー第1編の編集に努め、今回のセミナーに間に合うように出版となりました[文献(1)]。是非、皆さんに、お読みいただきたいと思います。

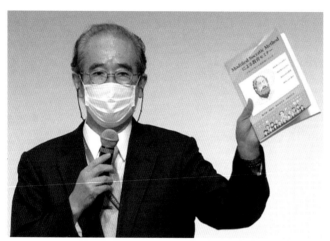

図3　第1回の MSM による教育セミナー著書

（高田先生）この Modified Socratic Method による教育セミナーは、ソクラテス原法とはいささか異なりますが、基本的には、講師と聴講生達が、「**共通の認識**」に至ることを目的としておりますので、この著書[文献(1)]や英文論文[文献(2)]をお読みいただければ幸いです。

文献(1) 高田忠敬　編：Modified Socratic Methodによる教育セミナー　―不知の自覚と共通認識に至る道―. 医学図書出版, 東京, 2022.

文献(2) Takada T, Isaji S, Yoshida M, et al：Modified Socratic Method（planned and executed by Takada）for medical education：Grade II Acute Cholecystitis of Tokyo Guidelines 2018 as an example case. J Hepatobiliary Pancreat Sci 29：505-520, 2022. Doi：10.1002/jhbp.1076

（高田先生）今回のセミナーに参加してお分かりのように、講義において、早々と、モデレーターから「**課題についての、皆様の認知度**」を設問として調べております。講師は、その結果を理解しながら、分かりやすく講義を行い、幾つかの会場からの質問にも、丁寧に対応いたします。これは、講義が一方的にならないよう工夫の一つです。そして、**それぞれの講義での最後には、さらに、同じ内容での設問を行い、聴講生たちの認知度を調べます。**

　これで、どの位、皆様が理解しているか、そして、講義の結果としてどの位理解度が上がったのかが分かります。このような調査で、**この教育法の効果を理解できます。**

　また、講義中でも、ひと区切りのところで、**聴講生が"ここがわからない"とか、講師が"このところを知っていますか？"** などと、お互いが意見交換をする**双方向の質疑応答も特徴**です。なお、セミナー後のアンケートで分かったことですが、このような質問は、他の聴講生達も同じく知りたいところであることが多い、ということでした。そして、他の聴講生達もこれらの質疑応答を聞いているだけでも、段々と理解が増してきたと、伝えていただいております。

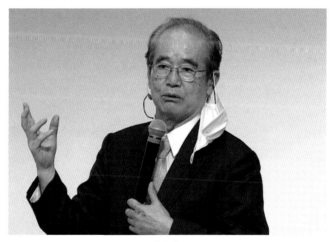

図4

（高田先生）今回のテーマは、始めに申し上げましたが、**生命科学・医学研究に必要な倫理規定や医師と患者の医療倫理学**と言っても、あまり関心がないようです。講義での最初の調査でお分かりのように、例えば、**ヘルシンキ宣言**もそうですが、**ナラティブ**についてもほとんどが、知らないようですね。

　このような背景を十分考慮し、重要な点としては、**ヘルシンキ宣言から始まって、一つのつながりとして最後の利益相反まで**を考えて、いかに分かりやすく、かつ、**歴史的事項や省令や指針**を基に、今回の企画を作成しました。

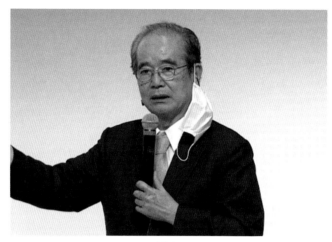

図5

（高田先生）私は、**1967 年**に医師として東京女子医科大学の消化器病センターの"**医療練士**"（レジデント)1 年生として入局しました。廊下鳶と言われるほど忙しく働いておりました。その中で、**1968 年、医師 2 年目**に（ジムザと呼ばれるドイツと日本の医学生交流機関で）**ドイツの若い学生の面倒をみる**ようにお願いされました。私が毎日、患者管理や手術に入るのも、レントゲン検査や切除標本での病理検査なども一緒にしていました。

　そのような時期に、消化器病センターで新たな「**臨床研究**」が提案され、その第一例の研究作業の一端を私に命じられました。それは、**胃癌患者における「免疫療法」**として、**切除した胃から癌の部分を取って、それを患者の皮下に埋め込む**という事でした。この時代では、日本には現在のような**倫理規定もなく、倫理審査や研究計画書もない時代**でした。

　切除標本から、ガン組織と思われる部分のみを切離しているところに、ドイツからの留学生（Peter Seez さんです）から、"何をしているのですか？"とか、"インフォームド・コンセントをいただいておりますか？"との質問があり、無知な私は、正直に「知りません。教えてください」と頼みました。Peter さんから、それらの説明に続き、"ヘルシンキ宣言"、"研究計画書"や"倫理審査"を教わり、続けて、"カリフォルニアでの医療裁判"を教わり、**身震い**すると共に、「これは危ない」と思いました。

　すぐに、消化器病センター所長室に伺って、**このことを伝えました**。所長は、スタッフルームに行って、"この研究はやってはいけない"、"すぐやめろ〜"と大声で叫び、本件は、「**危機一髪**」で収まりました。私は、これを基に、医療倫理の「**勉強**」を始めました。

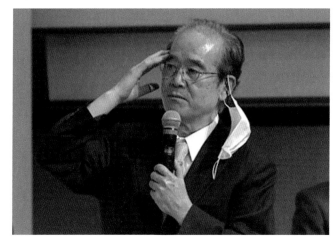

図6

（高田先生）この勉強を始め、少しづつ、臨床の現場で用いるようになり、また、「臨床研究」では、倫理審査を受けるようになりました。

　インフォームドコンセントとは何か。ヘルシンキ宣言とは何か、ということから始まって**カリフォルニアの事件も裁判でのことも勉強をしました。もうそれから50年も経っていますが、**未だもって**インフォームドコンセントは、昔の「ムンテラ」とか、日本的な訳の「説明と同意」**というんですね。さらに、**ナラティブ**等については、ほとんど知られていないこともわかりました。

　そのようなことで、セミナーの企画の作成に取りかかったら、身近な医師から、「**利益相反」って、どこと相反するのですか？**との質問がありましたので、この企画に追加し、コーディネーターやモデレーター達と、講師の選定について相談し、今回のメンバーになりました。

大事なこと：医師として働いておられる方々は、多くが健康ですから、患者の気持ちはなかなかわからないと思います。ところが実際の医療の現場で、患者にとっては異なるんですよ。今までは、医者の多くは、**"上から目線"で物を言う。**また、若い医師たちが、医学や医療において上司に質問すると、**こんなこともわからないのか、こんなこともできないのか、**そういうふうな事は、もはや、教育という事からはためにはならない。そのところにも、この Modified Socratic Method による教育セミナーでは、丁寧な講義や質疑応答にも気をつけました。

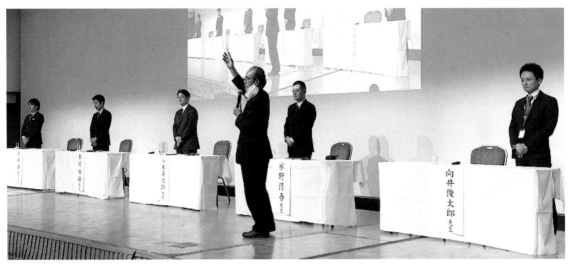

図7

（高田先生）みなさま、どうですか。今日の Modified Socratic Method は？　インフォームドコンセントも初めてですね。ナラティブも、COI も、ほぼ100％でしょ、皆さんが分かるようになったのはすばらしいですね。

　一生懸命努力していただいた、講師達に、もう一度拍手をしていただけませんか。
（拍手の嵐）

（高田先生）ありがとうございました。ご苦労様でした。ありがとうございました。

（ナレーション）高田先生、ありがとうございました。
以上をもちまして、特別教育セミナーを終了いたします。

Modified Socratic Method による教育セミナー（第 2 編）

—人を対象とする生命科学・医学研究に必要な倫理規定、
医師と患者の医療倫理学を勉強しましょう—

2024 年 3 月 31 日　第 1 版第 1 刷発行

編集者　高田　忠敬

発行者　鈴木　文治

発行所　医学図書出版株式会社
　　　　〒東京都文京区本郷 2-29-8 大田ビル
　　　　電話 03-3811-8210　FAX 03-3811-8236
　　　　http://www.igakutosho.co.jp

印刷所　三報社印刷株式会社

Published by IGAKU TOSHO SHUPPAN Co. Ltd. 2-29-8 Ota Bldg. Hongo Bunkyo-ku, Tokyo
©2024 IGAKU TOSHO SHUPPAN Co. Ltd. Printed in Japan.

ISBN 978-4-86517-580-6　定価 3,300 円（本体 3,000 円＋税 10%）